XBJPJC

高等中医药院校西部精品教材(第二轮规划教材)

中西医结合导论

(第2版)

(供中西医临床医学及相关专业使用)

主　　编　戴恩来

副 主 编　刘永琦　罗再琼　卜文超　黄九龄　曾斌芳

编　　者　(以姓氏笔画为序)

卜文超(云南中医药大学)	王华楠(四川大学)
王郁金(陕西中医药大学)	王相东(陕西中医药大学)
王新斌(甘肃中医药大学)	付小卫(陕西中医药大学)
刘东玲(甘肃中医药大学)	刘永琦(甘肃中医药大学)
孙小钧(成都中医药大学)	孙红旭(江南大学)
杨永琴(甘肃中医药大学)	陈　阳(新疆医科大学)
罗再琼(成都中医药大学)	和建政(甘肃中医药大学)
侯　茜(甘肃中医药大学)	夏丽娜(成都中医药大学)
黄九龄(川北医学院)	曾斌芳(新疆医科大学)
靳晓杰(甘肃中医药大学)	雷　枭(川北医学院)
谭从娥(陕西中医药大学)	戴恩来(甘肃中医药大学)

中国健康传媒集团

中国医药科技出版社

内容提要

　　本教材为"高等中医药院校西部精品教材（第二轮规划教材）"之一，系根据本套教材的编写指导思想和原则要求，结合专业培养目标和本课程的教学目标、内容与任务要求编写而成。本教材具有专业针对性强、紧密结合岗位知识和职业能力要求、理论与临床密切联系等特点；内容主要包括中西医学差异、中西医结合研究方法、中西医结合研究成果、中西医结合的临床模式、中西结合的新概念等。

　　本教材主要供中西医临床医学及相关专业使用，也可作为基层医务工作者、青年教师的主要参考书。

图书在版编目（CIP）数据

中西医结合导论/戴恩来主编 . —2 版 . —北京：中国医药科技出版社，2019.7
高等中医药院校西部精品教材（第二轮规划教材）
ISBN 978 - 7 - 5214 - 0989 - 5

Ⅰ.①中… Ⅱ.①戴… Ⅲ.①中西医结合 - 中医学院 - 教材 Ⅳ.①R2 - 031

中国版本图书馆 CIP 数据核字（2019）第 112212 号

美术编辑 陈君杞
版式设计 友全图文

出版　**中国健康传媒集团** | 中国医药科技出版社
地址　北京市海淀区文慧园北路甲 22 号
邮编　100082
电话　发行：010 - 62227427　邮购：010 - 62236938
网址　www. cmstp. com
规格　889 × 1194 mm$^1/_{16}$
印张　8 $^1/_2$
字数　180 千字
初版　2012 年 7 月第 1 版
版次　2019 年 7 月第 2 版
印次　2024 年 7 月第 3 次印刷
印刷　北京印刷集团有限责任公司
经销　全国各地新华书店
书号　ISBN 978 - 7 - 5214 - 0989 - 5
定价　**25.00 元**

获取新书信息、投稿、
为图书纠错，请扫码
联系我们。

数字化教材编委会

主　　编　戴恩来

副 主 编　刘永琦　罗再琼　卜文超　黄九龄　曾斌芳

编　　者　（以姓氏笔画为序）

卜文超（云南中医药大学）

王华楠（四川大学）

王郁金（陕西中医药大学）

王相东（陕西中医药大学）

王新斌（甘肃中医药大学）

付小卫（陕西中医药大学）

刘东玲（甘肃中医药大学）

刘永琦（甘肃中医药大学）

孙小钧（成都中医药大学）

孙红旭（江南大学）

杨永琴（甘肃中医药大学）

陈　阳（新疆医科大学）

罗再琼（成都中医药大学）

和建政（甘肃中医药大学）

侯　茜（甘肃中医药大学）

夏丽娜（成都中医药大学）

黄九龄（川北医学院）

曾斌芳（新疆医科大学）

靳晓杰（甘肃中医药大学）

雷　枭（川北医学院）

谭从娥（陕西中医药大学）

戴恩来（甘肃中医药大学）

出版说明

"高等中医药院校西部精品教材"自2012年由中国医药科技出版社陆续出版以来得到了各院校的广泛好评。为了更新知识、优化教材品种，使教材更好地服务于院校教学，同时为了更好地贯彻落实《国家中长期教育改革发展规划纲要（2010—2020年）》和《中医药发展战略规划纲要（2016—2030年）》等文件精神，培养传承中医药文明，具备行业优势的复合型、创新型高等中医药院校中西医临床医学专业人才，在教育部、国家药品监督管理局的领导下，在上一版教材的基础上，中国医药科技出版社组织修订编写了"高等中医药院校西部精品教材（第二轮规划教材）"。

本轮教材建设，旨在适应学科发展的新要求，进一步提升教材质量，更好地满足教学需求。本轮教材吸取了目前高等中医药教育发展成果，体现了中西医临床医学的新进展、新方法、新标准；旨在构建具有西部特色、符合医药高等教育人才培养要求的教材建设模式，形成"政府指导、院校联办、出版社协办"的教材编写机制，最终打造我国高等中医药院校中西医临床专业核心教材、精品教材。

本轮教材包含18门，其中14门教材为新修订教材（第2版），主要特点如下。

一、顺应当前教育改革形式，突出西部特色

教育改革，关键是更新教育理念，核心是改革人才培养体制，目的是提高人才培养水平。教材建设是高校教育的基础建设，发挥着提高人才培养质量的基础性作用。教材建设应以服务人才培养为目标，以提高教材质量为核心，以创新教材建设的体制机制为突破口，以实施教材精品战略、加强教材分类指导、完善教材评价选用制度为着力点。为适应不同类型高等学校教学需要，需编写、出版不同风格和特色的教材。西部地区作为国家"西部大开发"战略要地，对创新型、复合型、知识技能型人才的需求更加旺盛和迫切。本轮教材是具有西部行业特色的规划教材，有利于培养高素质应用型、复合型、创新型人才，是西部高等医药院校教育教学改革的体现，是贯彻落实《国家中长期教育改革发展规划纲要（2010—2020年）》的体现。

二、树立精品意识，强化实践技能培养，体现中医药院校学科发展特色

本轮教材建设对课程体系进行科学设计，整体优化；对上版教材中不合理的内容框架进行适当调整；内容（含法律法规、临床标准及相关学科知识、方法与技术等）上吐故纳新，实现了基础学科与专业学科紧密衔接，主干课程与相关课程合理配置的目标。编写内容注重突出西部中医药院校特色，适当融入中医药文化及知识，满足复合型人才培养的需要。

参与教材编写的专家以科学严谨的治学精神和认真负责的工作态度，以建设有特色的、教师易用、

学生易学、教学互动、真正引领教学实践和改革的精品教材为目标，严把编写各个环节，确保教材建设质量。

三、坚持"三基、五性、三特定"的原则，与执业标准有机结合

本轮教材修订编写将培养高等中医药院校应用型、复合型中西医临床医学专业人才必需的基本知识、基本理论、基本技能作为教材建设的主体框架，将体现教材的思想性、科学性、先进性、启发性、适用性作为教材建设的灵魂，并在教材内容上设立"要点导航"模块对其加以明确，使"三基、五性、三特定"有机融合，相互渗透，贯穿教材编写始终，并且与《国家执业医师资格考试考试大纲》紧密衔接，避免理论与实践脱节、教学与实际工作脱节。

四、书网融合，使教与学更便捷、更轻松

本轮教材为书网融合教材，即纸质教材与数字教材、配套教学资源、题库系统、数字化教学服务有机融合。通过"一书一码"的强关联，为读者提供全免费增值服务。按教材封底的提示激活教材后，读者可通过电脑、手机阅读电子教材和配套课程资源（PPT 等），并可在线进行同步练习，实时反馈答案和解析。同时，读者也可以直接扫描书中二维码，阅读与教材内容关联的课程资源（"扫码学一学"，轻松学习 PPT 课件；"扫码练一练"，随时做题检测学习效果），从而丰富学习体验，使学习更便捷。教师可通过电脑在线创建课程，与学生互动，开展布置和批改作业、在线组织考试、讨论与答疑等教学活动，学生通过电脑、手机均可实现在线作业、在线考试，提升学习效率，使教与学更轻松。

本轮教材的编写修订，得到了全国知名专家的精心指导和各有关院校领导与编者的大力支持，在此一并表示衷心感谢！希望以教材建设为核心，为高等医药院校搭建长期的教学交流平台，对医药人才培养和教育教学改革产生积极的推动作用。同时精品教材的建设工作漫长而艰巨，希望各院校师生在教学过程中，及时提出宝贵的意见和建议，以便不断修订完善，更好地为中医药教育事业的发展服务！

中国医药科技出版社
2019 年 3 月

为了适应我国西部高等中医药院校中西医临床医学教育的需要，全面推进素质教育，根据国家教育部对教材建设的要求，中国医药科技出版社组织编写了"高等中医药院校西部精品教材"，《中西医结合导论》（简称《导论》）是其中之一。

本教材是根据我国高等教育中西医临床医学专业（方向）人才培养要求而计划编写的创新性教材，是中西医结合的入门教材。本教材是一门方法学，类似于中医学中的各家学说。其教学目的和教学任务是引导已具有一定中西医学基础知识的高年级医学生在进一步了解中西医学体系形成和发展的文化背景及方法论，明白中西医学在认识机体生理病理和诊断治疗的差异，并通过了解中西医结合的研究成果（包括基础研究与临床研究），已形成的中西医结合的新概念、新模式等，启发学生们中西医结合的思维能力，使学生们初步构建起在学习和工作中将中西医学一体化的思维模式。

承担本教材第一版编写工作的人员及分工情况是："绪论"由戴恩来、孙红旭老师编写；"中西医学的差异"由罗再琼、夏丽娜、孙小钧老师编写；"中西医结合基础的研究方法"由刘永琦、侯茜老师编写；"中西医结合临床的研究方法"由付小卫老师编写；"中西医结合的基础成果"由王华楠老师编写；"中西医结合的研究成果"由黄九龄、雷枭老师编写；"中西医结合的临床模式"由曾斌芳、陈阳老师编写，"中西医结合的新概念"由卜文超老师编写。戴恩来老师承担了统稿工作，孙红旭老师担任编写秘书。

本次修订，除第三章第一节"中西医结合基础研究方法"由刘永琦、和建政、刘东玲、靳晓杰等重新编写外，其他修改意见经过讨论拟在教学过程中扩充、深化，故内容暂未做改动，只对原书中的个别字、词、句进行了认真的校对。王相东、谭从娥、王郁金及王新斌老师参与了此次修订工作。杨永琴老师担任本次修订秘书。

由于"中西结合医学"的体系还没有完全建立，有关中西医结合的理论、方法及模式等的探索还在不断的进行中，给本教材的编写造成了一定的困难；同时也因编者水平有限，时间紧迫，书中难免有失偏颇甚至错误。恳切希望各院校在使用过程中，提出宝贵意见，以便进一步修订提高。

编　者
2019 年 6 月

目录
contents

第一章 绪 论

☞ 要点导航

1. **熟悉** 中西医结合的含义、意义。
2. **了解** 中西医结合发展简史及方针政策。

第一节 中西医结合的概述

一、"中西医结合"的提法及其来历

"中西医结合"这一医学术语，虽然产生于 20 世纪 50 年代末毛泽东同志倡导开展"西医离职学习中医"活动的过程中，但也经历了近四百年的孕育和发展。

西洋医学从明代万历年间（1573）传入中国以后，就与中医的传统医学发生了接触和碰撞。明末学者方以智（1611—1671）的《医学会通》就是这一时期中西医学相互碰撞的产物。至 19 世纪中叶以后，随着帝国主义列强的入侵，西洋医学在中国的传播加速，有更多的中医学者接触并接受了西医，主张"中说为主，西说为用"（唐容川），"中药治本，西药治标"（张锡纯），"今用科学以所求其实效，解释其已知者，进而发明其未知者"（陆渊雷），这就是崛起于清末民国之际的"汇通学派"所倡导的"中西医结合"模式。汇通学派虽然主张中西医学不可偏废一方，应"折中归一"，但随着时代的发展，有的医家已从汇通中探讨结合的问题，如恽铁樵先生就曾经有过"必能吸取西医之长与之合化以新生中医"（《群经见智录》）的大胆设想。新中国成立后，毛泽东主席积极倡导"西学中"，并希望"把中医中药的知识和西医西药的知识结合起来，创造我国统一的新医学、新药学"，"要以西方的近代科学来研究中国的传统医学的规律，发展中国的新医学"。

1960 年 2 月，卫生部党组向中央提交《关于全国西医学习中医经验座谈会情况的报告》，在有关文件中第一次提出"中西医结合"概念。从此，"中西医结合"成为我国医学上一个专用术语并得到了广泛应用。

至 20 世纪 70 年代末，全国的"西学中"人员已有了相当的规模，基础研究和临床工作能凸显中西医结合的成果已层出不穷，成为卫生战线上一支重要力量，广大的"西学中"工作者迫切需要搭建一个学术交流的平台，于是 80 年代初（1981）就蕴育产生了"中西医结合研究会（学会）"。从 1978 年开始招收和培养中西医结合医学硕士及博士研究生，1990 年国务院学位委员会和国家教育委员会将"中西医结合"设置为一级学科，这标志着国家已经正式认可中西医结合医学的独立学科地位。

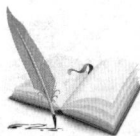

二、中西医结合的含义

在中西医结合的工作中，主要分为中西医结合基础和中西医结合临床。因此，偏重于基础理论研究者提出的中西医结合概念是：结合和运用中医药学与现代医药学的理论与方法，在中西医结合研究中，不断创造中西医结合的理论与方法，研究人体结构与功能，人体与环境（自然与社会）关系等，探索并解决人类健康、疾病及生命问题。偏重于临床的研究者提出的中西医结合概念是：中西医工作者相互合作，中西医学术相互配合，以提高临床疗效为目的的实践过程，谓之中西医结合。

综合上述基础与临床研究者的观点，2000 年第一届中西医结合大会上推出了中西医结合的新含义，认为中西医结合医学的内涵应首先在分析中医和西医二者各自产生的时代、思维方式、医学模式、研究内容、研究方法和特点，并在进行比较的基础上提出中西医结合的概念和任务。因而表述为：中西医结合是一门研究中医和西医在形成和发展过程中的思维方式、对象内容、观察方法之后，比较二者的异同点，吸收二者之长，并融会贯通，创建医学理论新体系，服务于人类健康和疾病防治的整体医学，简称为中西医结合医学。用"研究、比较、吸收、创建、服务"十个字，概括了中西医二者各自的优点与不足，中西医结合的特点和必然性。

在此，必须明确指出的是，将中西两种医学融合，创造医学理论新体系，将是中西医结合研究的最终目标，必须要经过相当长时间的努力，并非一蹴而就。基于此，近年来不少学者们则主张宜从实际出发，以中西二种医学的优势互补为契入点，重点探讨病证结合在不同疾病中的结合点。如此看来，中西医结合的含义，在广大的中西医结合基础和临床研究者的探索中不断地更新、发展，更重要的是更加归于客观和理性，随着时代的发展，中西医结合的理念则会更加务实，会更加有效地指导基础理论研究和临床医疗实践。

三、中西医结合的意义

从历史的发展来看，中西医结合是西方医学传入我国以后的产物。中西两种医学虽然其产生的社会、时代、文化、哲学背景不同，因而对生命、健康、疾病的解读也就不同，但是谁都不能否认，中西两种医学的研究对象都是一致的。中医研究的侧重点在人对疾病的反应，西医研究的侧重点是疾病在人群中的普遍性。那么，将疾病的普遍性和人对疾病反应特殊性结合起来，就是对生命、健康、疾病的完整解读。历代前贤的研究成果已经充分地证明了这一点。

从目前的临床实际来看，中西医结合的模式已经在临床中广泛应用。辨病和辨证相结合，对一个病人或一种疾病既进行现代医学的诊断，又依据机体对疾病的邪正反应的状态作出中医辨证的分析，发扬了中医的整体调节观念，吸取现代医学和中医药两者之长，相互补充、融汇渗透，使医师对病人的认识更为全面和系统，宏观和微观相结合，结构和功能相结合，动静相结合，在诊断水平上达到一个新的高度。可以说是在继承中创新、在创新中发展，发扬了中医药的精华、丰富了现代医学的内涵。同时还初步建立了中西医结合临床治疗的新观念。

从未来医学发展来看，首先，中西医结合代表了未来医学发展的方向。由于医学的发展提出了许多新问题，如人类基因组计划的实施，有人提出了"基因决定论"；社会发展与

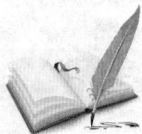

身心疾病日益突出；人口谱的老龄化与疾病谱中代谢性疾病上升为主要矛盾；传统医学在各国的再兴起等，需要整体地认识健康和疾病，中西医结合正代表了整体医学发展的方向。其次，中西医结合是实现整体医学的重要途径和方法。当代科学发展的研究方法要求高度分化与高度结合相结合。中医学的特色方法是宏观整体的观察方法，而西医学的特点方法是微观的分析方法，二者结合不仅是科学研究方法的典型，也是促进整体医学发展、成熟，得以实现的重要途径和方法。最后，中西医结合也将促进中医学和西医学的发展。

第二节 中西医结合的发展简史

在我国数千年的历史发展长河中，医学领域一直都是中医药学一枝独秀。直到 17 世纪中叶（明朝万历年间），西方医学传入中国，与中国传统中医药学相互接触，互为影响，在中医界便产生了中西医"汇通"思想，至 19 世纪中叶，西方医学大量进入中国，在中国医学史上形成了"中西医汇通派"。20 世纪中叶，中华人民共和国成立后，在国家和政府领导下，开展有计划、有组织地西医学习中医和中西医结合研究，产生了"中西医结合"新概念，并形成了中国医学界的中医、西医、中西医结合三支力量和队伍，同时产生了中国独创的"中西医结合医院""中西医结合研究所"等医疗科研机构等。在党中央、国务院先后提出的"坚持中西医结合方针"及"促进中西医结合"方针政策指引下，中国的医学科技工作者（特别是中西医结合工作者）努力开展中西医结合医疗、科研、教学、管理以及学术发展、人才培养、学科建设等方面的探索，取得举世瞩目的成就，成为中国医学科学的一大优势，博得国内外学术界赞扬和首肯。

一、"中西医汇通"思想的产生

即鸦片战争之前。据文献记载，早在明朝中下叶，即西方医学传入中国的最早期，当中国出现了西方医学知识的时候，面对中西医的客观存在，中国一些思想家、哲学家及中医学家开始思考和对中西医进行比较，从而产生了"中西医汇通"思想。之后，随着西方医学的不断传入，特别是鸦片战争后，近代西方医学大量传入中国，在中医界引起强烈反响，思考和探讨中西医的比较及中医学如何发展等问题的人士愈增，在清末民初之际形成了"中西医汇通派"。

17 世纪中叶到 19 世纪初，意大利传教士利玛窦来华（1580）传播西方自然科学知识，传教士邓玉涵（Johann Schreck，1621 年来华）和汤若望（Johaonn Adam Schall von Bell，1622 年来华）等著《人身说概》《主制群征》，这是西方医学传入的早期，这一时期传入中国的西医知识，主要是人体解剖和"脑主记忆说"，成为当时对中医影响最早和最大的西医学说。当中医界接受这些西方医学知识影响后，便产生了"汇通"思想。此时期的主要代表人物有以下几位。

1. 方以智（1611—1671）是中西医汇通的最早倡导者，中西医汇通思想第一人，提出中西医"汇通"（会通）者。字密之，号浮山愚者、曼公、无可，安徽桐城人，明清之际思想家、哲学家、自然科学家和医学家，对天文、地理、历史、物理、生物、医药、文学等均有研究。著述颇丰，有《物理小识》《医学会通》《通雅》等，他在接受明末西方传入的科学知识的同时，也接受西方医学知识。他引述了传教士"脑主思维"之说，介绍了他

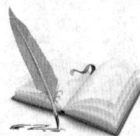

们关于人体骨骼、肌肉等方面的知识，认为中西之学各有所长，尝言西医"详于质测而拙于言通几"，故引用汤若望之《主制群征》中西医之解剖学，介绍于国人，但剔除了传教士所说的"全能的上帝创造世界"之类的内容。其《医学会通》则为中国第一部论述中西医汇通之专著。

2. 汪昂（1615—1695）字讱庵，安徽休宁人，明末清初中医学家，善于接受和吸收西方医学，是早期接受西医学说的代表人物之一。著作有《医方集解》《本草备要》《汤头歌诀》等。其在《本草备要》中介绍中药辛夷时写道："晋乡金正希先生尝语余曰：'人之记性，皆在脑中。小儿善忘者，脑未满也；老人健忘者，脑渐空也。凡人外见一物，必有一形影留于脑中。'昂思今人每记忆往事，必闭目上瞪而思索之，此即凝神于脑之意也。"汪昂吸收了西医"脑主记忆"说，并据观察和体验予以阐发，论述于中医药著作之中。

3. 王宏翰（17世纪）字惠源，华亭（今属上海市）人。王氏为天主教徒，常与传教士研讨西医。著作有《医学原始》《古今医史》《古今医籍志》《四诊脉鉴大全》《急救良方》《方药统例》《本草性能纲目》《女科机要》《儿科机要》等。其中1688年（清康熙27年）著成的《医学原始》，反映了他接受西说之后，力图汇通的医学思想。他的基本观点是认为中西医学原理本为一致，西人所倡水、风、气、火四元素说，与中国五行之说颇相似，与太极阴阳说相通。另外，王宏翰还采用西医学说，从胎生学角度阐发中医的"命门学说"等。王宏翰被认为是中西医汇通史上早期产生汇通思想的代表人物之一。

4. 王学权（1728—1810）字秉衡，浙江海宁人。1808年著成《重庆堂随笔》两卷，书中引用了《泰西水法》《人身说概》《人身图说》等西医著作，赞同西医"脑主记忆"说，尤引《人身说概》"胰主消化"之说，补中医之不足，他还认为西医的解剖学只解决了人体"形质"问题，而回答不了中医"气化"理论。因此，他提出西方医学"虽有发明，足补华人所未逮，然不免穿凿之弊，信其可信，阙其可疑"。这一见解对中西医汇通思想的发展具有积极意义和影响。

二、中西医汇通派形成时期

即鸦片战争至建国前。19世纪中叶以后，传教士的到来，使西医大量传入中国，西医书籍的翻译、建立西医学校、医院、吸收留学生，迅猛地冲击了中国的传统医学。面临这一严峻局面，中医界出现了分化，一些人认为中医学已尽善尽美，毋需向别人学习；另一些人认为中医学一无是处，要全盘接受西医学的内容。而一些医药界的有识之士则看重中西医各自所长，逐渐形成了中西汇通学派。中西汇通学派则认为中西医各有所长，必须吸取西医之长，为中医所用。具有代表性的中西医汇通派医家包括唐宗海、张锡纯、恽铁樵和陆渊雷等四人。

1. 唐宗海（1846—1897）字容川，四川彭县人。清末进士，弃官行医，他力主顺乎潮流，成为我国中医界明确提出"中西医汇通"口号的第一人。他指出，"西医亦有所长，中医岂无所短……不存疆域异同之见，但求折衷归于一是"。受当时日渐盛行的西洋医学影响，比较中西优缺点，证明中医并非不科学，成为中国早期用西医解剖学解释中医科学性的代表人物。唐宗海擅长内科，对各种出血病证研究尤深。在具体措施上，他提出止血、消瘀、宁血、补血四大法，充实、发展了中医学的气血理论，并为后人治疗出血病证开辟了新的途径。唐宗海试图将中西医学理论融会贯通，"不存疆域异同之见，但求折衷归于一

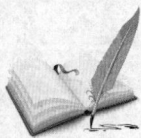

是"。唐宗海的著作有《血证论》8卷（1884年）、《中西汇通医经精义》（又名《中西医判》、《中西医解》、《中西医学入门》2卷（1892年）、《本草问答》2卷、《伤寒论浅注补正》7卷、《金匮要略浅注补正》9卷，此五书合称《中西汇通医书五种》。对于"汇通医书"，《清朝续文献通考》中曾有评述："近世医家，喜新者偏于西，泥旧者偏于中，二者未将中外之书融合贯通，折衷至当……唐氏慨之，研精覃思，著此五书，执柯伐柯，取则不远。"

2. 张锡纯（1860—1933）字寿甫，河北盐山人。他将中西汇通思想应用于临床，是中国医学史上第一位探索在临床处方中中西药并用的医家。张锡纯主张中西药不应相抵触，应相济为用。他认为"西医用药在局部，其重在治标，中医用药求其因，重在治本，二者结合，必获良效"。其典型代表为"石膏阿司匹林汤"。同时，张锡纯又是运用中药理论指导西药运用的第一人，如谓"阿司匹林，其性凉而能散，善退外感之热，初得外感风热，服之出凉汗即愈"，诚为汇通中西药理论并运用于临床之典范，是今日主张"西药中药化"之先声，从1918年到1934年张氏分期刊行《医学衷中参西录》共三十卷，总结记录了他的临床经验，并结合中、西医学理论阐述医理，力求印证中西医之相通。确立了"衷中参西"的汇通原则，为中西医汇通提出了一条新的思路。

3. 恽铁樵（1878—1935）名树珏，江苏武进人。恽氏曾蜚声文坛，不惑之年，三个儿子相继病殇，因而发愤学医。十几年间，日为人治病，夜著书讲学，共编撰著作达25种之多，如《群经见智录》《伤寒论研究》《保赤新书》《脉学发微》等，汇编统名《药庵医学丛书》。恽氏通过对中西医学的系统比较研究，贡献有三：其一，捍卫中医。余云岫著《灵素商兑》诋毁中医，恽氏通过亲身医疗实践，深切地认识到"中国医学为极有用之学术"，"与西国医学比较，委实互有短长"，因而挺身而出，提笔与之论战。其二，主张"必能吸取西医之长与之合化以新生中医"，疾呼中医务须改进。恽铁樵在其著述《伤寒论研究》（1923年）等书中，阐述了如何宏扬祖国医学的见解以及改进中医的主张，指出中医学进步演进。恽铁樵学术思想，在中医界"别树一帜，为革新家所宗"。其三，1925年创办铁樵函授中医学校，1933年复办铁樵函授医学事务所，先后遥从受业者千余人，培育一批人才。另外，恽铁樵还强调"断不能使中医同化于西医，只能取西医学理补助中医"。实为在中西医汇通中主张中西医同等地位的第一个论述者。

4. 陆渊雷（1894—1955）名彭年，上海川沙人。曾师事名医恽铁樵探究医学、问学章太炎深研古文，并在上海中医专门学校、上海中国医学院任教。1929年与章次公共同创办上海国医学院。1932年办"遥从部"，函授中医学，遥从弟子甚众，著名者如岳美中、谢仲墨等。1933年前后任中央国医馆学术整理委员会委员。建国后历任全国人民代表大会代表、上海市中医门诊所所长、上海市卫生局顾问、上海市中医学会首届主任委员、上海市卫生工作者协会副主任等职。1955年任上海中医学院（现上海中医药大学）筹备委员会主任委员，次年因病谢世。主要著作有《伤寒论今释》《金匮要略今释》《陆氏论医集》《常见诸病中药治法》《经验中药方》等。陆渊雷则主张用现代科学探求中医之理。"今用科学以所求其实效，解释其已知者，进而发明其未知者。"

三、中西医结合研究期

即新中国成立后。中华人民共和国成立后，国家主席毛泽东首先肯定和提出"中国医

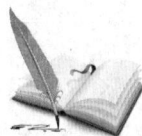

药学是一个伟大的宝库，应当努力发掘，加以提高"，并号召西医学习中医，强调"就医学来说，要以西方的近代科学来研究中国的传统医学的规律，发展中国的新医学""中国的和外国的要有机地结合""中西医一定要结合起来"等，从此，中国的中西医结合研究，由中西医汇通到中西医合作，走上了有领导、有组织、有计划地运用现代科学（包括现代医药学）理论知识和技术方法，深入研究中医药学的中西医结合道路，进入了中西医汇通派深化发展的中西医结合研究新时期。这一时期大致经历了3个发展阶段。

（一）培养西学中人才和开展临床验证阶段（20世纪50年代中期至60年代中期）

1955年卫生部在北京举办了首届全国西医离职学习中医班（简称"西学中"班），1958年结业时毛泽东主席对卫生部举办"西学中"班的经验和成绩亲笔写下批语："我看如能在1958年每个省、市、自治区各办一个70～80人的西医离职学习班，以两年为期，则在1960年冬或1961年春，我们就大约有2000名这样的中西结合的高级医生，其中可能出几个高明的理论家。这是一件大事，不可等闲视之。"1959年毛泽东与著名中医刘惠民先生的谈话中，又强调"关键的问题在于西医学习中医"，于是全国各地相继举办了"西学中"班，全国共培养出约4000名西医离职学习中医人员（简称"西学中"人员）。他们首先从临床入手，跟随老中医上临床，学习掌握中医辨证论治方法，继承整理老中医临床经验，以西医诊断为主，以西医指标为标准，观察中医治疗的疗效。西学中人员，尤其是当时一些老中医，通过临床观察，证明了中医药的临床疗效，如秦伯未先生用黄芪建中汤治疗消化性胃溃疡，蒲辅周先生用苍术白虎汤治疗流行性乙型脑炎，以及西学中人员观察补中益气汤的临床应用、十枣汤治疗结核性胸膜炎的病例报告、中医中药治疗尿毒症的报告等。经过临床实践验证，不仅提高了西学中人员的信心，促进了中西医的团结合作，更传播了中医药学的学术思想和科学价值，证明了中国医药确实是一个伟大宝库，也探索了开展中西医结合临床研究的思路与方法。

（二）临床系统观察和开展实验研究阶段（20世纪60年代中期至70年代）

由于有党中央和毛泽东主席的号召，以及第一批西学中人员的中西医结合实践和示范，西医学习中医更加普遍。尤其是首批西学中人员坚持结合各自的专业，深入系统地开展临床和科研。出现了以吴咸中为首的中西医结合治疗急腹症、以尚天裕为首的中西医结合治疗骨折、以唐由之为首的中西医结合针拨套出术治疗白内障、以陈可冀为首的中西医结合治疗心血管病及以邝安堃和沈自尹为首的关于中医"肾"本质的中西医结合基础理论研究等系统研究领域。1970年12月至1971年初，国务院总理周恩来亲自主持召开第一届全国中草药、新医疗法展览会，展览了全国中西医结合研究成果，激励了广大中西医结合工作者；1972年美国总统尼克松访华，参观考察了以辛育龄教授为首的针刺麻醉手术，从而引起世界性"针灸热"和"中医热"；1975年7月23日在周恩来总理亲自主持下，著名中西医结合眼科专家唐由之教授等，运用针拨套出术为毛泽东主席治疗白内障，更显示了中西医结合的优势，扩大了中西医结合的影响。

这一时期中西医结合研究的进展有以下几个方面。①各临床学科进一步开展了系统研究，如中西医结合诊断学研究，经历了由疾病辨证分型规律研究，到辨病与辨证相结合研究，不仅形成了中西医结合"病证结合诊断"模式，广泛应用于各科临床；而且通过病－证相关性研究、辨证规律、辨证标准、辨证客观指标寻求研究等，促进了中医辨证规范化、

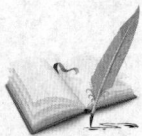

标准化研究。治疗学方面则开展了深入系统地中医辨证论治、同病异治、异病同治规律及证－效关系研究，以及中医治则如活血化瘀、通里攻下等和中药现代药理学研究，初步形成了辨证论治与辨病论治相结合的治疗学思路，并出现了一批以临床研究为主的如中西医结合治疗骨折、中西医结合治疗急腹症、针刺麻醉等重大科研成果。②结合临床开展实验研究，探讨中医"证"的本质及其变化的病理生理学基础，如上海邝安堃教授于1963年研究用大剂量可的松造成世界上第一个阳虚动物模型，从此开辟了中医药学动物实验研究的现代科学方法，并运用动物模型从内分泌角度开展了中医"阴阳学说"的基础理论研究；与此同时，上海沈自尹教授等开展了中医"肾"本质的现代研究，广州侯灿教授于1964年报告了中医"八纲"辨证的病理生理探讨等，揭开了对中医"证"本质现代科学（包括现代医学）研究的序幕，推动了中西医结合临床和实验研究的深化发展。③广泛开展中药的现代药理学研究，探讨中药的药理、药效，并研究中药的有效成分等。通过大量的临床与中药药理（包括中药复方）研究相结合，开辟了中药现代研究的思路方法，从而研制出一些新方药，如中国医学院血液研究所等单位从中药复方当归龙荟丸到青黛又到靛玉红研究成功治疗再生障碍性贫血的新药；中国中医研究院等利用中药青蒿研制成功抗疟新药青蒿素；中国中医研究院西苑医院研制治疗冠心病心绞痛新药"冠心Ⅱ号"等，鼓舞着中西医药结合及中药研究的不断发展。

（三）临床与基础理论研究不断深化与创新发展阶段

1. 20世纪80年代至90年代　1980年卫生部召开了全国中医和中西医结合工作会议，明确提出中医、西医、中西医结合，三支力量都要大力发展、长期并存，标志着中西医结合队伍已形成一支医学科技力量，并进一步肯定了中西医结合是发展我国医学科学技术的正确道路。1981年经卫生部和中国科协批准成立了中国中西医结合研究会（后改为中国中西医结合学会），促进了中西医结合学术交流和学术发展。1985年中共中央书记处关于卫生工作的决定再次重申：要坚持中西医结合方针，中西医要互相配合，取长补短，努力发挥各自的优势。1988年七届人大会议通过的《政府工作报告》提出卫生工作要积极贯彻"预防为主、中西医结合"方针，表明这一时期党中央和国务院对中西医结合工作越来越重视，鼓励着中西医结合工作者。进入20世纪80年代，现代医学科学技术突飞猛进、日新月异地发展。中西医结合医学研究紧跟时代科技进步而开展深入研究，并取得了中西医结合理论与实践新发展，成为这一时期显著特点如下。①从1978年开始招收和培养的中西医结合医学硕士及博士研究生，进入80年代，已成为开展高层次中西医结合研究的新生力量。②充分运用现代科学技术方法及现代医药学技术方法，如利用CT、电镜、内镜、免疫学、内分泌学、微循环检测、血液流变学、药理学、生物遗传学、分子生物学等新技术，大量开展临床、实验和基础理论研究。一方面促进了中西医结合研究水平的提高，另一方面促进中医药学进入"现代实验中医药学"新阶段。③通过宏观辨证与微观辨证相结合规律及相关实验室检测客观指标的寻求研究，促进了中医辨证方法学的现代化和客观化发展，从而推动了中西医结合临床诊断学与治疗学研究发展。在中西医结合临床，普遍建立和形成了辨病与辨证相结合、宏观辨证与微观辨证相结合及临床与实验室相结合的疾病状态诊断观，以及辨证论治与辨病论治相结合、中药传统药性与中药现代药理作用研究相结合及中西医药相结合的治疗观。④进入90年代以来，随着中西医结合医学理论研究不断深化，

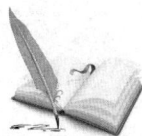

中西医结合医院建设等中西医结合事业的发展，以及中西医结合人才培养的需求等，中西医结合学科建设及理论体系的构建历史性地提到日程，一系列中西医结合专著陆续出版，标志着中西医结合临床学科建设及理论体系建设的突破性进展，预示着21世纪的中国医药学必将是中西医结合医学大发展的世纪。

2. 21世纪初 20世纪90年代以来，经过40余年的辛勤耕耘，中西医结合医学进入中西医结合学科建设发展阶段。国务院学位委员会和国家教育委员会于1997年联合颁布的《授予博士、硕士的学位和培养研究生的学科、专业目录》中，和1990年一样，将"中西医结合"设专题报告置为一级学科，学科代码为1006。这标志着国家有关部门已经正式认可了中西医结合医学的独立学科地位。

1996~2007年，是中西医结合医学快速发展的时期。在此时期，不仅中医药大学和科研机构拥有中西医结合学科发展规划和行动，许多西医院校和科研机构、综合性大学也加入发展中西医结合医学的行列，使中西医结合医学真正成为多学科参与的学科。多学科结合、新方法引入是十余年来本学科发展的重要途径。据统计，这些年来，获得国家科技进步奖的中医药研究和获得国家自然科学奖的中医药研究，每年有6~10项，其研究内容大多属于中西医结合研究范畴。2004年中西医结合医学研究成果"血瘀证与活血化瘀研究"获国家科技进步一等奖。

近年来，国际高水平学术期刊如 *The Lancet*，*The New England Journal of Medicine* 刊载了中西医结合医学的研究成果，提示中西医结合研究取得显著成绩，也预示着中西医结合医学发展正面临着良好的机遇。

为保证中西医结合学科健康发展，基地建设是重要因素之一。目前，除中西医结合科研、教学、临床机构外，我国大多数中医药科研、教学机构和部分西医研究机构都正在积极开展中西医结合医学研究工作，同时，包括北京大学、清华大学、中国科学院在内的许多综合性大学和研究机构也加入了中西医结合医学研究队伍。

此外，全国中西医结合组织也进一步壮大，为中西医结合医学的学科发展提供了良好的学术交流平台，促进了中西医结合医学的学术进步。作为社会团体组织和中西医结合工作者之家的中国中西医结合学会，已经成立了45个专业委员会以及31个地方中西医结合学会。据统计，中国中西医结合学会现有会员为6.6万人。不少省市（如天津市、河北省、江苏省等）已相继成立了省级中西医结合专业委员会，积极组织开展中西医结合研究工作。一些单位已经建立了临床、科研、教学相结合的高水平的中西医结合研究室、实验室。

这一时期，中国中西医结合学会分别于1997年、2002年、2007年连续召开了3次颇具影响的世界中西医结合大会，还召开了多次国际、双边、国内中西医结合学术会议，相继有5种中西医结合科技期刊创刊发行，中西医结合界新当选了多位两院院士，新出版了大量的中西医结合专著。特别是从2005年开始，连续评审和颁发了三届中国中西医结合学会科学技术奖，影响力日益扩大。这些成果表明，中西医结合事业正处于欣欣向荣、蓬勃发展的关键时期。这一时期的代表人物简介如下。

（1）中医界主张中西医结合的代表人物

1）时逸人（1986—1966），江苏无锡人。时氏主张中医科学化，中西医汇通创立新医学。他主编的《复兴中医》明显地倾向用近代科学方法整理研究中医。如他在《复兴中医》发表文章论述："目前中医应能赶上去，改进整理，不墨守陈旧说，不盲从新说，有科

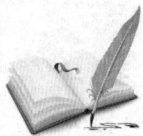

学方法检讨过去的错误，采纳现在的特长，希图创造第三者之医学也。"如《时氏生理学》《时氏病理学》《中国传染病学》《时氏诊断学》等，均属中西医汇通著作。

2）蒲辅周（1888—1975），四川梓潼人。他非常重视中西医团结，真诚地尊重西医，肯定现代医学的科学成就，虚心汲取西医之长，同时发挥中医之长。他认为中西医取长补短能提高疗效，因此积极主张中西医合作，并指出中西医结合不但是可能的，并且是必要的。

其他现代著名中医如施今墨（1881—1969）、岳美中（1900—1982），章次公（1903—1959）、赵锡武（1902—1980）、萧龙友（1870—1960）、袁鹤侪（1879—1958）、李斯炽（1892—1979）、陈达夫（1905—1979）、姜春华（1908—1992）等，都是主张中西医结合的著名中医。

(2) 西医界主张中西医结合的代表人物

1）傅连暲（1894—1968），福建长汀人。在他任中华医学会会长期间，主动地与北京名中医肖龙友、孔伯华、施今墨、蒲辅周等交往联系，成立了"中西医学术交流委员会"，促进了中西医团结合作。他特别强调西医学习中医。

2）朱琏（1910—1978），江苏溧阳人。她在长期的临床实践中结合现代医学知识，总结出"简易取穴法""安全留针法"等。在学术上她认为先有穴位后有14经脉，由点成线，并试图用现代医学解剖神经分布来解释14经脉走向，用巴甫洛夫高级神经活动学说解释针灸治病机制等。著作有《新针灸学》，反映了她的针灸学术思想。

3）侯宗濂（1900—1992），辽宁海城人，生理学家。他首次对"针感"概念及其产生机制进行了系统实验研究，是我国开展针麻及针刺镇痛机制研究的早期学者之一。

4）张锡钧（1899—1998），天津市人。生理学家、中国科学院院士。20世纪50年代后期，他对中医针灸、针麻原理、经络学说等进行研究，并根据实验研究提出了"经络－皮层－内脏相关"假说。

5）方先之（1906—1968），浙江诸暨人，骨科专家，是我国老一辈骨科专家中最早接收并认真研究和主张中西医结合治疗骨折的学者。方氏曾对"关节骨折"提出"切开复位内固定"的观点。1958年又结合临床毫不犹豫的放弃了全国推广"切开复位内固定"主张，进一步系统研究，提出"前臂中主位骨间膜最紧张"的理论，整复时重现"骨间膜"及应用"分骨手法"的见解等。

(3) 中西医结合界主要代表人物 西医离职学习中医人员，经过50多年的中西医结合临床、科研、教学等实践，不仅在中西医结合临床实践和理论研究等方面，取得了很多世界瞩目的创造性成就，而且造就了一支中西医结合科技队伍，培养出一批中西医结合高级医生。更像毛泽东当初预言"其中可能出几个高明的理论家"那样，中国已经出现了一批国内外著名的中西医结合的优秀科学家、专家和教授。如已故上海第二医科大学著名内分泌学家邝安堃教授，是我国杰出的中西医结合医学研究的先驱，是中国医学史上中西医结合实验研究（尤其是动物模型实验研究）和中医药学实验研究的奠基人。另外，像著名药理学家周金黄教授，积极主张创建中药药理学科建设，是提倡以中药理论为指导开展中药药理现代研究的推动者；季仲朴是我国著名生理学家和医学教育家，中国中西医结合研究会发起人之一和首届理事会理事长，为组织中国中西医结合研究、推动中西医结合学术发展作出了贡献。

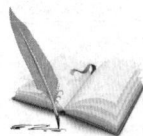

在中西医结合界还涌现出了几位院士，如著名心脑血管病和老年医学专家中国中医研究院的陈可冀教授及上海医科大学著名中西医结合专家沈自尹教授是中国科学院院士；著名中西医结合外科专家吴咸中教授是中国工程院院士；还有中国科学院院士、北京大学的韩济生教授，深入开展针刺麻醉、针刺镇痛原理的中西医结合研究；中国工程院院士、中国医学科学院药用植物研究所的肖培根教授的中药研究；中国科学院院士陈竺教授，与哈尔滨医科大学著名中西医结合专家张亭栋教授合作，对中药治疗白血病的研究等，均取得中西医结合研究重大成果，从而亦成为中西医结合研究知名学者。

1997 年 10 月在北京召开的首届世界中西医结合大会，被来自世界各国 1300 多位代表称之为划时代的会议。这次会议向全世界宣告了中国 40 年来开展中西医结合研究的成功，标志着中国的中西医结合研究，正朝着党中央和国务院提出的"促进中西医结合"的方向和远大目标，继往开来地发展着，更预示着中国的中西医结合医学将在全世界得到迅速传播与发展。

第三节　中西医结合的方针政策

新中国成立后的半个多世纪，党中央、国务院明确提出"坚持中西医结合方针"，并进一步提出"中西医并重，发展中医药"和"中西医要加强团结，互相学习，取长补短，共同提高，促进中西医结合"的方针。

一、创造条件时期

即中华人民共和国建国初期至 20 世纪 50 年代末。中华人民共和国建国以后，早在 1950 年 8 月，国家卫生部召开第一届全国卫生会议，会议确定"面向工农兵""预防为主"、"团结中西医"为新中国卫生工作的三大原则。1954 年 6 月，中共中央书记处书记刘少奇对组织西医学习中医提出了"系统学习，全面掌握，整理提高"的方针。中共中央于同年 11 月指出，团结中西医，正确地发挥中医的力量为人民保健事业服务，是中央早已明确指示的一项重要的卫生工作方针。

二、"中西医结合"方针的提出

即 20 世纪 50 年代末期至 60 年代中期。1955 年 12 月，中医研究院第一期西医学习中医研究班开学，吸收了一批高等医学院校毕业生和具有临床经验的西医师离职学习中医，从此诞生了新中国成立后的第一批中西医结合医学家。

1956 年，毛泽东同志就指出："把中医中药的知识和西医西药的知识结合起来，创造我国统一的新医学、新药学。"同年，毛泽东同志对音乐工作者谈话时说："就医学来说，要以西方的近代科学来研究中国的传统医学的规律，发展中国的新医学。"

1958 年 9 月 25 日，《中央卫生部党组关于西医学习中医离职班情况、成绩和经验给中央的报告》中提出了中西医学结合概念，从此，"中西医结合"成为我国医学上一个专用术语并得到了广泛应用。

1958 年 10 月，毛泽东同志对卫生部首批西医学习中医离职班的情况报告的指示中提出"中国医药学是一个伟大的宝库，应当努力发掘，加以提高"，并对组织西医学习中医，培

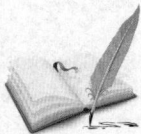

养中西医结合高级医生作了重要批示。

1965 年 5 月，国家科委副主席于光远在会上谈到中医中药研究工作的方针方法问题时说，中西医结合大体有四种形式：一是在临床用现代科学的方法进行检查诊断，按中医传统的理法方药进行辨证论治，中西医共同观察疗效，做好记录，积累数据，最后进行科学分析总结。二是在临床研究过程中，采用中西两套技术，西医和中药一起作用。三是医学体系思想有些融合，西医学会了运用中医的理论方法，中医学会用现代科学方法来思考问题，使疗效比单用中医或西医疗法有显著提高，在医学理论方面也有新的发展。四是在中西医结合的基础上创造更高更新的医药学派。

三、"中西医并重"方针的形成

即 1976 年以后。1976 年卫生部召开了"全国中西医结合工作汇报会"。会议制定的《1976—1985 年中西医结合工作十年发展规划》中提出了中西医结合的奋斗目标：以辩证唯物主义思想作指导，团结中西医，应用现代科学的知识和方法，通过广泛实践，把中医中药的知识和西医西药的知识结合起来，逐步提出中西医结合的基本理论，在各个学科都能有所突破，主要学科能初步形成新医学、新药学。

1978 年 9 月，党中央以（78）56 号文件转发了卫生部党组《关于认真贯彻党的中医政策，解决中医队伍后继乏人问题的报告》。批语中强调要抓紧解决中医队伍后继乏人的问题，要培养一支精通中医理论和有丰富临床实践经验的高水平的中医队伍，造就一支热心于中西医结合工作的西医学习中医的骨干队伍。只有这样，才能加快中西医结合的步伐。

1980 年卫生部召开了"全国中医和中西医结合工作会议"，再次重申了党的中医政策和中西医结合方法，会议明确指出："必须团结依靠中医、西医、中西医结合三支力量。这三支力量都要大力发展，长期并存，发展具有我国特点的新医药学，推动医学科学现代化。"这标志着中西医结合已成为我国医学科技队伍中一支重要力量。

1983 年 11 月，全国中医、中西医结合科研工作会议在西安召开。会议总结了 34 年的工作，讨论了《中医、中西医结合科研成果评定、奖励办法》（讨论稿），并提议制定《中医、中西医结合科研工作管理办法》。

1985 年中央书记处在关于卫生工作的决定中进一步决定"要坚持中西医结合方针"。这一方针是指导我国卫生工作的总方针之一，无论中医、西医、中西医结合都应认真贯彻这一方针。

1991 年 4 月，全国人大七届四次会议上，在《国民经济和社会发展的十年规划和第八个五年计划纲要》中，将"中西医并重"列为卫生工作的基本方针之一。在有 24 个国家和地区代表参加的"国际传统医药大会"上，李鹏总理代表我国政府重申："我们的政策是中医与西医并重，中医与西医相结合，传统医学与现代医学相结合。"

1996 年第八届人大第四次会议通过的《中华人民共和国国民经济和社会发展"九五"计划和 2010 年远景目标纲要》提出"继续振兴中医药事业，促进中西医结合"，为经历了近 40 年的中西医结合医学研究指出了远景发展目标。同年 12 月，第一次全国卫生工作会议发布了《中共中央、国务院关于卫生改革与发展的决定》。《决定》将"中西医并重，促进中西医结合"列为新时期卫生工作方针之一。江泽民同志在讲话中指出："中西医工作者要加强团结，相互学习，相互补充，促进中西医结合。"李鹏在讲话中指出："中医药是我

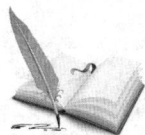

国医学科学的重要组成部分，要正确处理继承与发展的关系，善于学习和利用现代科学技术，促进中医理论和实践的发展，在中西医结合上有新的进展。"

2001年3月，九届四次人大会议通过了《中华人民共和国国民经济和社会发展第十个五年计划纲要》第十九章第三节中提出："大力发展中医药，促进中西医结合。"江泽民同志参加全国政策九届四次会议教育医药卫生界联组会指出："中西医并重，共同发展，互相补充，可以为人民群众提供更加完善有效的医疗保健服务。"

四、"中西医结合并重"方针的发展

即改革开放时期至今。2003年10月11日起执行的《中华人民共和国中医药条例》中强调"实行中西医并重的方针，鼓励中西医相互学习、相互补充，共同提高，推动中医、西医两种医学体系的有机结合"。

2003年《中共中央关于完善社会主义市场经济体制若干问题的决定》提出"发挥中西医结合的优势"；2003年国家中医药管理局制定印发了《关于进一步加强中西医结合工作的指导意见》，提出"促进中西医结合不断发展。"

2005年3月21日，温家宝总理亲笔题词："实行中西医结合，发展传统医药学。"

2007年10月胡锦涛同志在十七大报告中郑重提出"中西医并重"和"扶持中医药和民族医药事业发展"，为新世纪中医事业的发展提供了良好的政策环境。

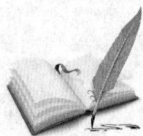

第二章　中西医学差异

▶ 要点导航

1. **熟悉**　中西医文化背景、认知方法差异。
2. **了解**　生理、病理学诊断、治疗学及医学模式差异。

第一节　中西医文化背景差异

一、西医学文化背景

（一）西医文化植根于开放的海洋型地理环境

人类文化的发生、发展变化，与其赖以生存的独特的自然环境和社会环境密切相关。西医学理论的形成根源于古希腊，古希腊是西方文化的发祥地。公元前 6 ~ 前 5 世纪，古希腊爱琴海地区，航海条件优越，与古埃及、巴比伦等文明之邦交流广泛，商贸发达，沟通频繁。同时，因其战争频繁，各民族大批迁徙，混杂而居，使其民族间文化习俗经常交汇、融合，促进了手工业、商业和航海业的发展，也促进了文化的发展。西方的航海及商业文化既有掠夺、利己、拜金等负面影响，又培育了战胜自然、勇于创造和藐视权威的精神。比如航海生活的流动性难以据海上某一点为固定的生活中心，"四海为家"的航海民族头脑中更多是向外扩张的四方概念，而少有以某点为中心的中央观念，西方哲学的"四元素说"与中国的"五行学说"相比较就可以鲜明地看出这一点。同时，海上风暴是航海的最大挑战。此时，人们必须齐心协力战胜风暴才能生存，或者提高技能和改进工具，可在一定程度上战胜或避开灾难，因而产生了与自然不断抗争的天人对立的观念以及勇猛进取的精神。所以，西方思想家把大自然作为人的对立物进行独立考察。在这一过程中，注重实证，力求精确，以达到建立合乎逻辑法则的理论系统的目的。这样从自然的开放带来向外部社会的开放、文化的开放，孕育了西方民族外向的文化心理特征，形成了一种动态和开放的文化状态。由此在客观上导致了西医学的开放性特征，创新意识强，更容易接受不同学科的先进技术和成果，促进了西医学近百年来的迅猛发展。

（二）西方思想文化与西医学

1. 宇宙本原论　古希腊医学的产生与当时盛行的米利都学派的哲学思想紧密相关，米利都学派的哲学家认为世界万物的本原是水、火、土、气等物质，这种哲学思想就是宇宙本原论，为古希腊原始的医学理论奠定了基础。

希腊哲学最早的米利都学派的创始人是泰勒斯（Thales，约公元前 624—前 547），他为了揭示宇宙的奥秘，提出了"水是万物本原"的命题。他认为世界万物都是由水产生的，

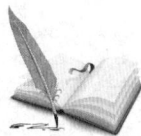

最后还要毁灭再回到水中去。水由于具备化生万物应该具有的流动性、易变性、可塑性等基本特征。因此，水是生命生成、生长的基本元素。赫拉克利特（Heraclitus，约公元前540—前480）主张火是万物的本原，万物都是由火产生的，消亡时又复归于火。作为一种原始的能量的火，这种能量不断地产生出世间万物，也存在于人体之中。塞诺芬尼（Xenophanes，约公元前580—前488）提出万物的本原是土，他指出万物都从土中生，万物最后又都归于土。阿纳克西美尼（Anaximenes，约公元前588—前526）指出气是万物的本原，认为世界上一切事物都是由气的凝聚和疏散而形成的，主宰人体的灵魂也是气，气推动了宇宙和万物的形成及毁灭。恩培多克勒（Empedocles，公元前490—前430）则将这火、水、土、气四种元素平等地并列在一起，创立了"四元素说"。即认为火、水、土、气四种元素是万物之原基物质，万物都是从这四种元素中产生的，并且是不可能毁灭的。各元素有自己的特性，并相互制约。人体和所有生物一样，也是由火、水、土、气四种元素所构成，而且四种元素的基本特质是冷、热、干、湿，这四种元素和谐就健康，混乱或不和谐就会发生疾病。在"四元素说"的影响下，希腊医学家希波克拉底提出"四体液"之说，即人体是由血液、黏液、黄胆汁、黑胆汁等四液组成。血液从心来，代表热；黏液从脑来，散布至全身，代表冷；黄胆汁由肝所分泌，代表干；黑胆汁由脾和胃来，代表湿。四种体液成分比例协调则健康，混合失调则发生疾病。由此可见，原始的西医理论完全移植了古希腊哲学宇宙本原论的思想和认知方法。

2. 原子论哲学　公元前 4 世纪以后，西方医学进入亚历山大医学时代，自然哲学家所提出的原子论哲学思想，对医学的发展和走向发挥着重要的作用。

首次提出原子论的哲学家是德谟克利特（Democritus，公元前 460—前 370）。他认为原子和虚空是万物的本原，原子是体积极小，坚实而不可分的物质微粒，万事万物都是由原子构成的。原子是构成万物的最小单位，虚空是指空虚的空间，是原子运动的原因和场所。在虚空中运动的原子结合成万物，分离时，事物就消亡。原子在质上是同一的，但在量上则存在大小、形态、位置和次序上四种区别，所以构成了千差万别的万物，宇宙及万物的生成则是起源于原子在虚空中的碰撞。受此观点的影响，对人体的认识也从原子论出发，认为人体脏器、灵魂都是由原子和虚空所构成的，虽然原子非常细小，但它是一种物质性的东西，是决定生命现象的本原和基础。由于原子论哲学思想最深刻、最直接的影响就是倡导对科学研究的对象要进行"解剖"或"拆分"，找到事物微观层面的"原子"。所以在当时欧洲、阿拉伯等国家盛行用"解剖"和"拆分"的方式去研究人体的生命规律，试图找到构成人体的"原子"和"虚空"。在公元前 300 年前后，被誉为第一个解剖学家的希罗菲卢斯（Herophilus，约公元前 320—前 250）实施了人体解剖，区分了神经、血管、脑、脊髓、淋巴管等，记述了子宫、腹腔器官等，产生了最早的人体解剖学，使人们通过对各个器官、组织的了解来认识生命的本质。在原子论思想的影响下，产生了西医学常用的认知方法——分析还原法。这种认知方法促进了医学沿着补充、完善希波克拉底医学体系的方向前进。

3. 灵气学说　公元前 1 世纪，罗马崛起征服了埃及和马其顿，开始了罗马帝国时代。此期影响医学前进的主要哲学思想为灵气学说。

灵气学说源于斯多亚学派，认为"灵气"是由火与气相混合而成，世界是由灵气创造的有限的球体，世界之外是无限的空虚。火与灵气制约着世界及其万物的毁灭与重生，并

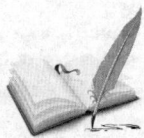

循环往复。公元1世纪罗马医生阿西纽斯（Athenaeus）受斯多亚学派（公元前3世纪）灵气学说及世界的本原是灵气观点的影响，认为人体的主要元素是"灵气"，"灵气"随着空气进入人体，借助于血管分布于器官，并主宰着人体的一切运动、行为、感觉和欲望，创立了"灵气学派"。其后又得穆萨（Musa）、盖伦（Claudius Galen，129—199）等人的发挥。盖伦一方面接受了"灵气学说"的思想，指出"灵气"是生命的主要元素，共有三种："动物灵气"位于脑，是感觉和运动的中心；"生命灵气"在心脏与血液相混合，是血液循环、与调节热量的中心；"自然灵气"从肝到血液中，是营养和新陈代谢的中心，身体是灵魂的工具。另一方面又接受了"原子论"哲学思想，坚持解剖学是医学的基础。强调医生必须亲自动手做解剖，这样才可取得解剖上的重大发现。但盖伦医学观将人体的各个生理过程归结于非物质的力量（灵气）所进行的有目的的活动。这种神学目的论，使盖伦医学在中世纪被歪曲来论证圣父、圣子、圣灵共属于上帝同一本位的"三位一体说"，成为宗教神学的重要支柱。公元2世纪到16世纪，在长达1400多年的时间里，盖伦医学思想一直统治着西方古代医学。

4. 基督教哲学　基督教哲学是继希腊哲学之后，近代哲学之前的哲学形态。基督教哲学的崇尚经典、权威、神灵的教会思想，严重地制约了医学的发展。

公元3世纪，由于拜占庭帝国的崛起和文化中心的东移，君士坦丁成为了欧洲哲学、医学和文化的中心。此时，医学与基督教密切地联系在一起，医学隶属于教会之下，教会的神父成为了医学的保护人。人们已经不再注重解剖学、生理学和病理学的实验研究，而是转向了人的内心反省，企图通过推理过程找到事物发展的真正原因，医学从此走向了思辨和神秘主义。基督教教会将宗教的经典著作奉为至上的权威，不容任何质疑或争辩。它信仰耶稣，认为耶稣是灵魂和肉体的救世主，他的福音是讲给等待拯救的受苦的人们。人是带有"原罪"来到这个世界，所以人是为了受苦难和赎罪而活着，疾病就是对一切作恶人的惩罚，医药是无济于事的。在基督教信仰的绝对权威下，世界被彻底分裂为二，一个是天国，一个是尘世。人们以否定现实世界的方式营建了一个无限完美的精神世界，它集中了人类一切最美好的理想，并且成为尘世生存的精神支柱。在基督教哲学影响下，医学的目的在于信仰上帝的存在，治疗和帮助病人是出于神的怜悯。由于此时期的医学一直隐藏在基督教的遮蔽下，受到基督教的严密统治和影响，成为了教条医学和僧侣医学，因而严重地阻碍了自然科学和医学的发展。

5. 人文主义复兴　15世纪至16世纪随着资本主义萌芽的发展，出现了冲破宗教神权统治的文艺复兴思潮。此时期，哲学家思想的根本目的是实现科学的伟大复兴，推进知识的发展。在医学领域方面也随之发生了深刻的变革，建立了具有明显自然科学价值取向的医学体系。

较为典型的是英国哲学家弗朗西斯·培根（Francis Bacon，1561—1626）的自由、批判和独立的哲学精神。他首次提出了经验唯物主义，大力倡导用观察与实验方法来处理问题，主张从经验上升到理论，把经验和理性结合起来，提出了科学研究的基本方法——"经验归纳法"，即收集材料，进行充分细致、全面的观察和实验，并对观察事实或现象进行分析和排除，最后进行归纳推理，以寻找和发现共性和规律性。培根哲学思想及其所倡导的经验归纳法的提出和推广，极大地推动了医学的向前发展。如瑞士医生兼化学家巴拉塞尔萨斯（Paracelsus，1493—1541）首先否定盖伦的医学体系，发展了化学元素说，认为化学元

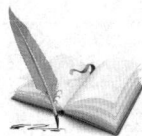

素是整个有机界的基础，人体各脏腑是由食盐、硫磺、水银三元素组成的，机体内化学元素的改变则产生疾病。意大利医学家维萨里（Vesalius，1514—1564）通过尸体解剖研究，出版了《人体构造》。该书指出了盖伦解剖学中的200多处错误，开辟了以解剖观察和科学实验为基础的近代医学。人文主义的复兴，使医学开始摆脱神权的束缚而独立发展，获得了巨大的进步。

6. 经验主义哲学 17～18世纪，欧洲大陆进入工业化，科学文化、哲学思想均有很大的发展。哲学界在关于感觉与思想、经验与理论争鸣之中，产生了经验论学派，奠定了实验医学的基础。

哲学家洛克（John Locke，1632—1704）承袭了培根的思想，将经验论理论化和系统化。他认为一切知识来源于经验，经验分为对外的感觉和对内的反省。当人类的感觉受到外部事物的刺激时，将对事物的知觉传达到心灵，于是就得到了关于外部事物的一切可感性质的观念，即所谓的"感觉"。当人类运用自己的心理活动去理智性地考察某些事物，而获得的某些观念，如信仰、推论、知觉等，即所谓的"反省"。基于此，洛克把知识归结于观念，观念归结为感觉经验，"知识源于经验"（《人类理解论》）。随后，贝克莱（George Berkeley，1685—1753）、休谟（David Hume，1711—1776）进一步完善并发展了经验主义哲学思想，认为科学研究应大力提倡观察和鼓励实验方法，以便从中获得经验、知识。形成了"经验－观念－知识"一个较完整而系统的经验主义认识论方法，成为产生科学知识的基本原则和标准。由于经验主义哲学最关注的是观察和实验，所以直接影响并促进医学步入了科学实验的轨道。

7. 实证主义哲学 18～19世纪，哲学家孔德（August Comte，1798—1857）指出哲学只有作为实证哲学才有存在的权力，它的任务是通过对科学知识的综合来实现科学的统一。由此，逻辑实证主义哲学产生。逻辑实证主义者主张通过客观而精确的方法获得事实，通过无可置疑的逻辑推理寻找控制和决定各种现象的本质和规律，促进了实验医学的发展。

逻辑实证主义哲学崇尚观察、实验、归纳的方法，一方面强调只有观察和实验才能作为真理的源泉；另一方面又提倡自由创造和大胆假设。它的理论基础是证实原则，而证实原则的基础则是经验，通过经验达到证实的途径是归纳方法。在实证主义的影响下，重观察、重实验、重测量的观念决定了医学的发展方向，医学中出现了实验、发现、再实验、再发现的一种发展趋势。如英国生理学家哈维（Harvey，1578—1657），经过20余年的实验观察和精确的计算发现了血液循环。英国生物学家贝尔（Berr，1774—1842）和法国生理学家马让迪（Magendie，1783—1855）等人先后用动物实验证明脊髓前根是运动性的、后根是感觉性的，确立了"贝尔－马让笛法则"。又如法国病理学家雷奈克（Rone Laennec，1781—1826）制成了听诊器，在临床上经反复观察、对照，发明了检查心肺疾病的听诊方法。可见，西医学已进入了实验医学阶段，并由此得到了广泛而深入的发展。

8. 科学主义哲学 19～20世纪，西方哲学最基本的特征就是由逻辑实证主义哲学转向了科学主义哲学。科学主义哲学是哲学对自然科学这一现象的反思，它研究的是科学的本质、合理性、认识论、方法论、逻辑结构、发展规律等。科学主义哲学促进了西医学突飞猛进地发展。

英国哲学家波普尔（Karl Popper，1902—1994）发现科学发展中存在着观察与理论的矛盾，正是由于这个矛盾的存在，理论同观察既可能相符，也可能不相符。针对这一矛盾，

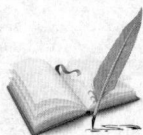

波普尔提出了科学发展的模式：问题（P1）—猜想（TT）—反驳（EE）—新问题（P2）。他指出一切科学讨论应从问题开始，对于问题提出某种试探性的解决，然后批判这个理论，试图排除错误，修正并提出了新的问题。因此，科学不再是"真理"和"正确"的同义语，相反，贯穿全部科学发展始终的一个基本矛盾就是真理与错误的矛盾，科学之所以成为一个永无止境的发展过程，根源就在于这个永远不能最终解决的矛盾。基于这样的哲学思想，20 世纪 70 年代以来，西方产生了新兴的临床医学科——循证医学（Evidence - Based Medicine，EBM）。循证医学是一门对研究的设计、方法和过程等进行审查、分析，发现和系统评价，发现和排除错误的结论，利用负性结果或阴性结论去否定当前的理论或判断，即证伪的过程，从而重新提出的问题和假设，寻找更深刻、更接近真理的事实和规律的学科。它要求证据真实、可靠，观察和实验的方法和过程客观、随机、双盲、大样本、多中心。循证医学的观念和方法，促使医学研究、临床观察和决策等模式发生了深刻的变革，有力地推动了医学各个领域的全面发展。

（三）近现代科学文化与西医学的发展

医学的发生、发展与科学知识的发展水平具有密切的关系。在 16 世纪之前，西方科学技术发展相对缓慢，但从 16 世纪开始欧洲发生一系列科学技术革命，使西医学走上移植和应用近代科学技术成果的发展道路。比如，把自然科学中物理学、化学、生物学等基础学科的知识与实验方法用于医学研究，对于生理、病理等能够以实验为依据，定量地做出物理的、或化学的、或生物学的解释，为西医学的发展奠定了自然科学理论基础，使古代的经验医学逐步转化为现代的实验医学。从显微镜的发明，到物理学的革命，以及天文学、地理学、化学等自然科学的迅速发展，都给西医学的发展带来重大的变化，促使医学向现代化和社会化进军。目前，各种先进的科学技术手段已广泛渗透在基础医学、预防医学、临床医学和康复医学等各个领域。如形态观察中使用的各种显微镜，细菌、病毒分离技术中使用的电泳仪、气相色谱仪、离心机等，诊断中运用的核示踪技术、生物电检查技术、超声诊断技术、电子计算机断层技术，治疗中的各种放射技术、免疫治疗技术、纤维内窥镜技术以及人工器官置换技术等。总之，西医学与现代科学技术紧密结合，自然科学和技术科学的重大突破和飞跃发展，促使西医学突飞猛进地向前发展，进入现代医学阶段。

二、中医学文化背景

（一）中医文化植根于半封闭的大陆型地理环境

中医学根源于中国古代文化，具有鲜明的人文医学特征。中国是半封闭的大陆型社会地理环境，东南为浩瀚的大海与地势险恶的崇山峻岭，西北为雪山、沙漠及辽阔的大草原，一面临海，其他三面陆路交通极为不便。这一独特的地理环境造成了中国与外部世界的相对隔绝的状态，信息封闭，使中国文化自成体系，较少受到外来文化的影响，始终保持自己的风格和系统。由此孕育了华夏民族封闭、内向的心理特征，滋生了中国文化中强烈的"中央观念"，从"五行学说"到"中华""中国"，无不流露出这一观念。表现出中国文化和学术思想既有一脉相承、独立完整、日臻成熟、内容丰富之独创；又有相对封闭守旧、进步缓慢之不足，成为中医理论体系自成一体，两千年一以贯之的根源。

同时，古代中国是农业与家庭手工业相结合的自给自足的经济结构以及与此相适应的

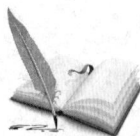

宗法家族化的政治伦理结构。从事农作物生产，其干旱与洪水是人们难以抵御的自然灾害，无论怎样改进生产工具与生产环境，收效仍微。面对无法抗争的自然灾害，人们只有遵从自然力，才能避免更大的伤害，因而产生了顺应自然的"天人合一""道法自然"的思想观念。所以，中国古代思想家把人与大自然作为统一体进行考察，注重人与自然、人与物、人与人之间的统一与协调，善于对客观世界加以整体的理解，习惯于以直观的、形象的方式把握对象，由此创立了精气学说、阴阳学说、五行学说等自然哲学体系，借鉴这些哲学思想，指导了中医学认识人体健康与疾病，为中医理论体系的构建奠定了基础。

此外，中国古代家国一体的宗法社会结构使人们注重血缘，推崇传统，表现出重视人伦道德的价值取向。以农业为基础的传统文化，质朴厚重，重视"知行合一"，强化了人们的务实精神，这种崇尚实践、求真务实精神也贯穿于中医学发展过程之始终。

（二）中国传统思想文化与中医学

1. 《周易》哲学　《周易》被古人尊为群经之首、大道之原，是先秦诸子乃至后世历代哲学家思想学术的共同根源。《周易》哲学对中医理论的产生起着重要的作用，其中较为典型的是象数思维。

象数思维，是指运用带有直观、形象、感性的图像、符号、数学等象数模型来揭示认知世界的本质规律，通过类比、象征等手段把握认知世界的联系，从而构建宇宙统一模式的思维方式。象数思维涉及万物之理、天人之理等，是中华民族最为实用的思维方式之一。无论是理论探讨还是临床实践，中医学均离不开象数思维。中医学理论体系的建立，中医学"气""阴阳""五行""藏象""精""津液""证""本草"等概念的提出，一方面源于古人对生命现象、五运六气、气化规律、本草性味的实践观察，另一方面深受中国传统象数思维模式的影响和制约。在象数思维的影响下，中医学形成了取象比类、整体观念等独特的思维方法。如明代医家张介宾就把易学和医学统一起来——"医易相通"。他明确指出："不知易，不足以言太医。"并且说："易具医之理，医得易之用。"这成为中国哲学和医学上的重要思想。

2. 儒家文化　儒家思想是中国传统文化的核心和主导，发端于春秋战国，由孔子创立，以孔孟之学为学术代表。中医学成长于中国传统文化的土壤之中，儒家思想文化较广泛地影响着中医理论的发展，比较突出的表现在中和思想、天人合一及其正名思想等方面。

中医脏腑命名受儒家正名思想的影响。所谓的正名，就是正其名分，名实相符。《论语·子路》记载："名不正，则言不顺。"而名正言顺的具体表现就是要维持等级尊卑，让其各司其职，从而维护社会的秩序，维护统治阶级的权利。儒家的"正名"思想明显地反映于中医学的脏腑命名中。《素问·灵兰秘典论》中对人体脏腑的地位比照社会等级贵贱排列座次："心者，君主之官也，神明出焉。肺者，相傅之官，治节出焉。肝者，将军之官，谋虑出焉。胆者，中正之官，决断出焉。脾胃者，仓廪之官，五味出焉……故主明则下安……主不明则十二官危。"另外，中医学把心的阳气称为"君火"，其余四脏之阳气称为"相火"，"君火以明，相火以位"。

中医学平衡观念受儒家中庸思想的影响。"中庸之道"是儒家的核心思想，它追求的是一种内在的、实质性的平衡，是一种无太过、无不及的中和状态。中庸之道对中医学理论的构建产生了重要的影响。中医学认为和则为平，失和为病。它以"阴平阳秘"为人体生

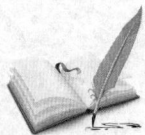

命活动的理想状态，"阴阳匀平……命曰平人。平人者不病。"（《素问·调经论》）。因此，人体健康状态的维持，取决于机体各部分功能的协调和平衡。倘若其平衡状态被破坏，则意味着生病，表现为"阴盛则寒，阳胜则热""阴虚则热，阳虚则寒"，乃至"阴阳离决，精气乃绝"（《素问·生气通天论》）而死亡。治疗原则是"谨察阴阳所在而调之，以平为期"（《素问·至真要大论》），达到恢复阴阳平衡的目的。此外，在养生防病上，中医学也遵循"法于阴阳，和于术数"（《素问·上古天真论》）的基本原则，保持内、外环境的和谐统一，如此才能"尽终其天年，度百岁乃去"。

中医学整体观念受儒家天人合一思想的影响。儒学中系统地阐述和应用"天人合一"的理论者首推董仲舒，明确提出"天人之际，合而为一"（《春秋繁露·深察名号》）。他的"天人合一"思想主要包括天人相似和天人感应两个方面。天人相似指人体与宇宙自然、社会在结构、性质上相似；天人感应指人与自然相互影响，互为通应。认为"气同则会，声比则应"，所以会出现"天地之阴气起，而人之阴气应之而起，人之阴气起，而天地之阴气亦应之而起"的现象。中医学的整体观念，特别是"人与自然相统一"的论证，显然也受到儒家天人合一思想的影响，《素问·举痛论》就说："善言天者，必有验于人。"中医学的整体观念因有特定的研究对象和内容，更加具体、丰富、系统、成熟。如《素问·宝命全形论》说："人以天地之气生，四时之法成"，《素问·至真要大论》曰："天地之大纪，人神之通应也"。此外，儒学以"仁术"规定着医学的方向和实用理性，影响中医学着重义轻利、重人伦的医德原则。

3. 道家文化　道家是春秋末年老子创立的以"道"为理论中心的学说、学派，包括其后继者庄周、黄老学者及其思想。道家认为"道"是宇宙万物的本原，崇尚自然无为，返璞归真，反对社会战争和人际争斗。道家思想与中医学关系紧密，一方面道家借中医理论指导道士的修炼，借中医学以传道、弘道；另一方面道家对生命的认识和实践又不断丰富、发展了中医学。道家的世界观和方法论渗透到中医学的理论体系和临床诊疗实践各个方面。

中医学养生防病理论受道家"道法自然"思想的影响。"道法自然"是道家思想的一个重要命题。《老子·二十五章》说："人法地，地法天，天法道，道法自然。"意为人以地为法，地以天为法，天以道为法，道则唯以自己本然为法。"自然"，就是自然而然，是说宇宙万物的发生、发展、消亡，皆遵循固有的法则。所谓"道法自然"即说道的本质是自然而然的。老子认为人、地、天、道是宇宙间最伟大的东西，"道"的运动方式是自然而然，有其固有的规律，天、地、人要顺应自然的法则，符合"道"的规律。《黄帝内经》接受了道家崇尚自然，顺乎自然的思想，从医学的角度比较详尽地考察了人以及人和"天"的关系，用医学、天文学、气象学等自然知识论证并丰富了天人关系的理论。认为人产生于自然界，因此人与天地有着同一的本原和属性，生命运动规律必然受自然界的规定和影响，并确立了"人以天地相参"的生态哲学观。《灵枢·逆顺肥瘦论》说："圣人之为道者，上合于天，下合于地，中合于人事。"由此，《黄帝内经》提出"法于阴阳"的养生原则，在《素问·四气调神大论》中详细介绍了春季养生、夏季养长、秋季养收、冬季养藏的四时摄生修养的具体方法，以顺应自然变化节律，调节人的精神、起居、饮食、运动等。达到人与自然和谐这一生命的最佳本然状态。

中医学精气学说受道家"道气论"思想的影响。道家认为，"道"是生命的本原，但构成生命本原的"道"是以"气"的形式出现，气是生命的基本物质。道气合一。齐国稷

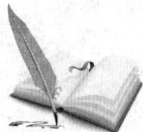

下学者在继承老子思想的基础上，提出了精气说，认为一切物质现象和精神现象都是精、气、神的存在形式。中医学引入了道家的"精""气""神"思想，认为"精""气""神"为人生之三宝，精充气足则神旺，精衰气弱则神疲。受庄子"通天下一气耳"的思想影响，中医学提出人是自然的产物，皆由气所构成，"人以天地之气生，四时之法成"（《素问·宝命全形论》），"夫精者，身之本也"（《素问·金匮真言论》），从世界本原的层面上揭示了人的生命来源。总之，道家的"精""气""神"等基本概念及其思想，渗透到中医理论体系中，不仅为中医学奠定了唯物主义的基础，也使精气学说成为中医学重要的理论之一。

（三）古代科学文化与中医学的形成和发展

古代灿烂的科学文化，是中医学形成并赖以顺利发展的坚实基础。在中医理论形成过程中，除了受古代哲学思想的影响外，还广泛地吸收了当时的天文学、数学、气象学、地理学、农学、植物学、矿物学、军事学、冶金、酿造等各学科成就。如气象、物候知识的引进，促进了外感六淫病因学说的产生，并通过对四时气候变化的比较，认识了人体相应的生理、病理差异，形成了中医气象医学的内容。天文学、历法及地理学、社会学等知识的渗入，是中医"五运六气""天人相应""七情学说"赖以产生的基础，依据这些学说，中医学从宏观的角度整体性的认识人体的生理、病理，认识人与其所处的自然环境、社会环境的相互关系，并提出了因人、因时、因地制宜的治疗原则，成为中医地理医学、社会医学、心身医学等内容的雏形。应用冶金技术制造出各种规格的毫针，有助于定位更准确，促进了经络学说、针灸以及推拿按摩学科的发展。受启于军事学，古代医家制定了许多措施，组合成相应的方剂，丰富了治则治法内容。植物学、矿物学、动物学的发展，则极大地推动了中药学的进步。即使是古代的音乐、数学等知识，都不同程度地对中医学的发展起到了促进作用。目前，从整体来看中医学的科学技术内涵没有吸收近现代科学技术的成果，还属于古代科学技术的范畴。

第二节　认知方法差异

一、西医学认知方法

（一）分析还原法

分析还原法是西医学和其他科学研究中常采用的一种认知方法，它是在西方还原论思想的影响下而产生的。还原论是主张把高级运动形式还原为低级运动形式的一种哲学观点，它认为整体是由部分所构成，各部分作用之和等于整体，通过对部分的认识可达到对整体的认识，这样的原理贯彻到科学研究中，就是把整体分解为部分来研究，从部分来解释整体；把高层次降解为低层次来研究，从低层次来解释高层次；把宏观现象降解为微观现象，从微观现象来解释宏观现象。

西医学使用分析还原的方法对人体生命进行研究，认为人的整体由部分组合而成，复杂的高层次由简单的低层次组合而成，因而具有可分解性，可以把人的整体分解为各部分，再把各部分分解为更加细小的部分，从部分、微观来解释整体、宏观。其次，把作为生物属性、社会属性、思维属性高度统一的人还原为生物学客体，再把人的生理、病理内容还

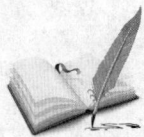

原为物理、化学过程，最终目标是寻找作为疾病本质的微观实体和作为病原本质的微观粒子。因此，西医学要认识整个人体生命的本质和规律时，就必须运用分析还原的认知方法，先认识组成人体各基本要素的本质和规律，通过解剖学、组织学、生物化学和分子生物学等技术途径将人体还原为独立的器官、组织、细胞、蛋白或基因，再通过对单个细胞、蛋白或基因的研究找出影响生命运动规律（即导致疾病）的最微小、最特异的生物学变化。显然，分析还原的方法对机体各层次规律的揭示具有不可替代的重要性，使人们对自身的认识从器官、组织、细胞、亚细胞的层次达到了目前的分子层次，且将继续为阐明人体及其疾病的本质作出贡献。随着现代自然科学提供的不断深化的认识手段，西医对人体及其疾病的认识还可能达到更深层次。

（二）解剖形态观察法

解剖形态观察法，一直是西医研究和认识人体的主要方法。西医把关注的重点放在人体结构及构成人体的实体方面，而了解人体结构最直接的方法就是解剖形态观察法。西医坚信形态是功能的基础，而且疾病的根本原因在于局部，所以解剖形态观察成了西医学研究和认识人体生理、病理的主要方法。

西医利用解剖形态观察的方法对部分和微观细节进行了研究，揭示了健康与疾病的一系列具体机制和规律，创立了正常人体解剖学、病理解剖学、组织病理学和细胞病理学以及微生物学等，使自身得到不断的发展。正如魏尔啸在《细胞病理学》一书中所说的："只要我们对医学史作较为广泛的回顾，就能了解医学的持久进步总是以解剖学的革新作为重要标志的。每一个较为重大的新纪元，都曾直接地由一系列人体结构的重要发现为前导。"

（三）实验研究法

实验研究法，是针对某一问题，根据一定的理论或假设进行有计划的实践，从而得出一定的科学结论的方法。实验研究作为科学研究中的一种重要方法，是收集科学事实，获得感性材料的过程，也是形成发展、检验科学理论的实践基础。在实验过程中，可以通过一定的实验条件控制影响实验结果的多种因素，使实验过程变成一个单因素函数的观察过程，从而能有效地揭示或验证因果规律、或建立理论知识。因此，运用实验方法可以观察发现新的事实或解释早已发现的事实，可以对以某一理论为依据而提出的假说进行客观的验证，是"证实"或"证伪"最有效的实践方法之一。

医学是一门科学，亦需要科学实验的方法来进行研究与验证。借助实验研究方法，西医学挣脱了思辨哲学的约束，走上了独立的科学道路。医学物理学和医学化学是西医学实验研究开端的两个学科。随着医学物理学的发展，显微镜的发明，西医学对人体生理、病理的认识有了重大突破，使以往争论不休的假说得以澄清。如在显微镜下卵细胞和精子的发现才使从亚里士多德时就有的"胚中预成论"成为过去。同时，因在镜下发现了细胞，进而建立了现代胚胎学、遗传学、生物学等学科。总之，运用医学实验研究，不仅能对已有的医学理论知识进行"证实"或"证伪"，而且还能产生新的科学发现，建立新的理论，促进医学的进步。目前，以实验方法为手段对人体生命活动和疾病防治的研究，已涉及到医学的各个学科，如形态学研究方法、细胞功能研究方法、亚细胞结构、蛋白质与细胞因子、分子生物学方法、免疫学、医学化学分析方法、整体与器官功能、动物及疾病模型、

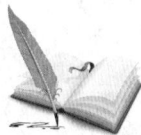

药理学分析研究、科研设计和统计学分析等。可见，实验研究已成为近代西医学认识生命规律和疾病现象所采用的主要认知方法。

二、中医学认知方法

（一）系统分析法

中医学在观察分析和研究处理人体生理病理的发生、变化等问题时，采用不割断子系统间的关联关系的系统分析方法来研究人体，将其对象的各个部分作为一个相互关联的完整、统一的有机整体来看待，从整体上、从自然界变化对人体的影响上来认识人体健康和疾病的规律，并应用所有能应用的多学科知识来研究人体，以追求人与自然、人与社会和谐统一的终极目标。从方法论的角度而言，属于系统分析（即综合）方法，整体性、联系性、动态性、有序稳定性是其显著的特点。

系统分析的研究方法体现在中医学理论的各个方面。中医学认为人体本身是一个有机联系的、不可分割的整体，即形神统一、身心和谐的整体，构成人体的脏腑、组织、器官都是这个有机整体的一部分。在这一思想指导下，中医学在讨论人体的生理功能和病理变化时，认为人体的某一部分是整体中的部分，都具有整个生命活动的全部信息，局部实际上是整体的缩影，构成人体的各个局部出现的变化都与整体功能有关。中医学同时也把人与自然、社会看作是一个整体，彼此之间有着密切的联系，人的生命活动规律也就必然受自然、社会的规定和影响。因此，中医学运用系统分析方法研究人体的生理、病理变化，指导疾病的诊断、防治，形成了中医学特有的天人合一观、整体观。所以，人体外部可诊察的舌、耳、寸口、面部等部分，都是人体整个生命信息的表达部位，都可反映整体生命活动的情况。在诊断中诊察这些局部部位的变化，包括色泽、压痛点、舌质舌苔和脉象的变化，皆可测知内在脏腑的不同性质和不同层次的病变。在治疗疾病和养生保健方面，也往往比较注重整体层次的调整。如针刺中的耳针疗法、足部疗法及"从阴引阳，从阳引阴"和"病在上者下取之，病在下者上取之"等治疗方法，是局部与整体相关联的实际运用；中药配伍时"君臣佐使"的组方法度，体现出复方的作用不是单独每味药物的功能简单相加，而是一种最优化的整体调节，药味的变化、甚至剂量的变化都会改变和影响方剂对整体的调节功效。同样，治疗时全面考虑病人自身的因素、所处的地理环境及自然气候条件，因人、因地、因时施治的"三因制宜"原则，更是中医学注重整体调控的具体体现。由此可见，中医的研究方法主要采用系统分析法。

（二）哲学思辨法

中医学是运用哲学思维进行理性认识的集大成者。精气学说、阴阳学说和五行学说，本是中国古代的哲学思想，是朴素的唯物论和辩证法，属自然哲学的范畴。它们以思辨的方法认识自然、宇宙，是中国传统文化认识世界的根本观点和方法，因而属于世界观和方法论范畴。中医学将其基本观点和方法，广泛用于阐释人体的生命活动、病理变化、疾病的防治以及人与自然的关系等重大问题，使哲学思辨成为中医学独有的认知方法。

精气学说作为一种自然观，奠定了中医学理论体系的方法论基石。它认为精气是世界的本原，是构成天地万物的最基本的物质；人是天地自然的产物，人体也是由精气所构成；宇宙万物的发生、发展和变化，是精气自身运动变化的结果。精气学说的认知方法构建了

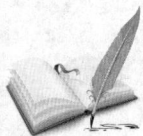

中医学整体观念、精气血津液神理论乃至藏象理论，也为中医学建立天人一体观以及人体自身完整统一的整体观奠定了方法学基础。

阴阳学说是中国古代朴素的对立统一理论。阴阳学说认为，阴阳的对立统一是宇宙的总规律，生命过程就是阴阳对立统一的结果。阴阳学说广泛应用于人体结构、生理、病理、诊断、治疗等各个方面，旨在说明一切生命现象都包含着阴阳两个矛盾方面，阴阳的对立统一、协调平衡是健康的理想状态，恢复阴阳的协调平衡则是治疗的最终目的。

五行学说含有古代朴素的辩证法的思想，五行学说认为，木、火、土、金、水是构成物质世界的基本元素，天地万物的运动都要受五行生克制化胜复法则的支配，人体脏腑、组织、器官之间也不例外，通过五行之间生中有克、克中有生的制化调节，人体才能成为一个动态平衡的稳态系统、一个有机的整体。五行学说以系统结构观点，说明了人体脏腑经络的结构关系及其调节方式，阐述了人体脏腑经络等各系统之间以及人与外界环境之间的统一性、联系性。阴阳、五行学说构筑了中医学理论体系的基本框架。

精气学说和阴阳、五行学说虽然各自从不同角度阐释了人体生命活动、病理变化及养生防病等重大问题，但它们之间又相互联系、相互补充。中医学借助它们的哲学思维和原理，将其在医疗实践活动中积累的经验和通过观察而获得的大量感性资料上升为理性认识，阐述了人体生命活动的基本规律以及人与自然界的联系，构建了独具特色的中医学理论体系。因此，中医学理论体系的建立可以说是中医临床实践过程中所积累的丰富经验与哲学思维相融合的产物。

（三）取象比类法

取象比类法是指运用形象思维，根据被研究对象与已知对象在某些方面的相似或类同（取象），通过对两者的比较和推论，认为两者在其他方面也有可能相似或类同（比类），据此推导出被研究对象某些特点的认知方法。其中"象"一方面指客观事物表露于外的形象、现象等物象，可以凭借感官直接捕捉；另一方面指隐含着某种意义的卦象、图像等意象，是由物象概括出的理性形象。取象的目的是比类，而比类的目的是解释说明和推断事物之间的内在联系和印证取象是否科学的反馈。取象比类法在科学研究中具有启发思路、提供线索、触类旁通的作用。

取象比类的方法在中医理论中占有特殊的地位，是中医理论形成的关键所在。中医学从整体观念出发，常以自然界、社会的事物和现象与人体内的事物和现象相类比，探索和论证人体生命活动的规律、疾病的病理变化以及疾病的诊断防治等问题，对中医学理论体系的形成和发展起了重要的方法学作用。如中医五行学说的归类，就是"取象比类"推论演绎的具体体现。按五行各原始特性的原理，自然之木具有升华、条达之性，据逻辑推断，凡具有或类似此特性的事物或现象都归属于木行。以春季而言，此季是万物生长旺盛的季节，蒸蒸日上，这正与木之升发特性相近，则归属木行。东方是太阳冉冉升起的地方，与木的特性相似，也就归属于木。又如中医学对病因病机的探究，常用取象比类的思维方法。在自然界中，风吹则树动。根据取象比类法，中医学认为凡人体四肢和头部不自主地震颤、摇动，严重时突然昏仆倒地，半身不遂等病症均由"风"所致。而此风非外来，而是由于人体内在的阳气变动异常所引起，此风称为内风。再如中医学对疾病的治疗，也常利用类比推理法，进而发现新的治疗方法。例如中医治疗阴虚津亏所致的大便秘结时，受水能载

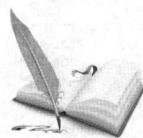

舟行舟之启示，因而临床上多采用增液行舟法，用滋阴润肠的方药进行治疗，使阴津得复，肠液增多，则大便自然畅通。故清代医家吴鞠通为此创制增液承气汤，并命名此治法为"增水行舟法"。因此，取象比类法是中医理论的形成的重要认知方法之一，也是中医逻辑思维的基石。

（四）司外揣内法

司外揣内法是通过观察事物的外在表象，以揣测、分析和判断事物内在状况和变化的一种认知方式。即"视其外应，以知其内藏，则知所病矣"（《灵枢·本藏》）的功能观察法。中医学使用这种"由表知里"的方法，其根本原因是认为生命的本质是气的生化运动，所以中医学注重气的运动，轻视形态结构；注重功能和气运动的观察，轻视对形态结构的认识。但要观察气的运动就必须在机体活动状态下才能实现，由此决定了中医学的认识取向必然是一种动态的功能观察法而不可能用静态的解剖观察法。

中医学认为"有诸内必形于诸外"，"内脏"与"外象"之间具有密切的关系，由此发明了从多维度的"象"来获取内脏生理病理信息的四诊方法，即依据音、色、脉、舌、面等多个维度的外"象"，可以获取内脏生理、病理的各种信息，从而推测内脏的状况。因而只需对人体内部脏腑活动的外部征象综合进行整体考察，即可推知其脏腑功能的偏正情况，全面分析，辨证思考，就能为临床诊治提供科学依据。这一思维方式集中体现在作为人体生理病理基础的藏象学说上。中医的藏象学说尽管是源于脏腑之解剖所见，如《灵枢·经水》篇记载了八尺之士"其死可解剖而视之"，但由于传统伦理的影响，人们对于脏腑的认识更多是采用司外揣内、以象测藏的整体推导方法所得。例如藏于体内的肺，呼吸正常是肺表现在外的生理现象；而咳嗽、气喘、咯血等，则是肺表现在外的病理征象。通过对上述表象的观察分析，即可了解到肺主气、司呼吸，肺主宣发、肃降等功能正常与否。同样，通过对舌象、脉象、面色及心胸部感觉等外在表象的观察和分析，可以了解心主血脉的功能状态是否正常。正如《素问·阴阳应象大论》所说："以我知彼，以表知里，以观过与不及之理，见微得过，用之不殆。"

司外揣内的方法对于内部有着复杂联系而又不便于打开分解逐项分析，或打开后有可能干扰、破坏原有状态的研究对象进行研究时，故常可观察到研究对象所固有的特性和变化规律，获得许多用其他方法无法获得的信息，形成一些指导临床有价值的理论，产生一些超结构的联系，如"肾主骨""肾开窍于耳""肺主皮毛""肺合大肠"等。司外揣内的方法在中医理论中占有特殊的地位，是中医基础理论形成的关键。

第三节　生理、病理学差异

一、中西医生理学差异

（一）西医生理学

1. 以分析还原为研究指导思想　西医生理学认为，人体的结构十分复杂。细胞和细胞间质是构成人体的基本成分。两者有机地结合起来组成了具有特定功能的组织。各种组织又结合成具有一定形态特点和生理功能的器官。多个器官组合在一起，形成能够完成一种

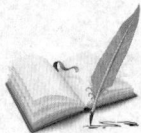

或几种生理功能的系统。各系统组合在一起构成完整的统一体——人体。西医生理学沿着分析还原的思路，通过对人体局部各系统、器官、组织、细胞等生理功能机制的阐释，从而把握人体整体的生命活动规律。

2. 研究内容侧重具体、微观结构及功能特征　近代西医学从人体的解剖结构入手，由大体解剖到局部解剖，由器官到组织，由组织到细胞，研究人体各系统器官组织细胞的生理功能。与此同时，西医生理学开展了对人体生理功能基本特征的探索。生理功能的特征包括新陈代谢、兴奋性、适应性及内环境的自稳定性。新陈代谢是机体与外界环境进行物质交换，并在体内进行物质与物质、物质与能量、能量与能量转化的自我更新过程，是人体生理活动的物质基础。兴奋性是机体对外界环境变化做出由弱变强反应的能力，是维持机体和外界环境之间协调统一的基础。适应性是机体以兴奋性为基础，随其生存环境变化而产生相应变化的能力。该能力是在生物竞争、进化过程中不断发展和完善起来的，受中枢神经系统的调控。内环境自稳态是机体在保持与外环境协调统一时，自身会在一定的范围内作出反应，保持内部环境的相对稳定，使生命活动能稳定进行的过程。该过程主要是通过神经 – 体液的调节来实现的。21 世纪以来，随着西医生理学的发展，其研究已深入到细胞超微结构和分子层次上，从微观的角度探析人体生命活动最基本的理化机制。

3. 研究方法强调实验、分析　西医生理学在分析、认识人体系统、器官、组织和细胞生理功能及其机制时，常采用实验的方法，实验多在动物身上进行。在人工设计的条件下观测各种理化因素对实验体某些系统、器官等生理活动的影响，阐释其变化规律。目前，随着新方法、新技术的应用，生理学实验得到进一步的发展。如基因芯片的运用，可从分子水平上去认识人体生命活动的本质。Stuart 等采用基因芯片技术系统观察了从胎儿期至成年期大鼠肾脏 8740 条基因的表达谱变化，发现胚胎早期以 DNA 复制和蛋白质翻译相关基因的表达为主，胚胎中期以细胞外基质特异性蛋白基因的表达为主，新生儿期以反转座子为主，成长期以能量代谢和转运相关基因的表达为主，成年期则以转运、解毒、氧化应激相关基因的表达为主。

（二）中医生理学

1. 以阴阳五行、整体观念为研究指导思想　阴阳五行是中医学特有的思维方法。阴阳学说认为，自然界中每一个事物或现象之中都存在着阴阳关系，阴阳相互作用，促进了事物的发生并推动着事物的发展和变化。因此，对于人体的生理活动，无论是生命活动的整体还是各个部分，都可用阴阳来概括说明。如人体之气，以其不同的功能而分为阳气和阴气。阴阳二气的相互作用，共同推动着人体内物质与物质、物质与能量之间转化，推动人体生理功能。五行学说认为，自然界中一切事物都是由木、火、土、金、水五种基本物质构成的。故人体的五脏归属于五行，五行的特性可用来说明五脏的生理功能。如五脏中的肝归属于木，由于木曰曲直，具有生长、升发、条达、舒畅的特性，因此肝喜条达而恶抑郁，具有疏通气血、调畅情志的功能。整体观念认为，人体是一个由多层次结构构成的有机整体。各个组成部分在结构与功能上是完整统一的，即所谓的五脏一体观；形体与精神是不可分割的，即所谓的形神一体观。此外，整体观念还认为，人生活在自然和社会中，人体是生理功能必然要受到自然环境和社会条件的影响，人类在适应和改造自然与社会环境的斗争中维持着机体的生命活动，即所谓的天人合一观。中医生理学以阴阳五行、整体

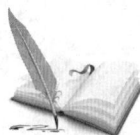

观念作为指导思想，较全面地诠释了人体的生理活动的规律。

2. 研究内容侧重抽象、宏观结构及功能特征　中医学在阴阳五行、整体观的指导下，主要阐述了较为抽象（如气、经络、三焦等）与宏观（如心系、肝系、脾系、肺系、肾系等）结构的生理功能及活动规律。气，是人体内活力很强、肉眼看不见的极精微物质，运行不息，推动和调控着人体内的新陈代谢，维系着人体的生命进程。气具有推动作用，能激发和促进人体的生长发育及脏腑经络的生理功能；具有温煦作用，能维持人体体温的恒定、能助各脏腑经络的正常生理活动、能助精血津液的正常施泄和输布；具有防御作用，能抵御外邪的侵入或祛邪外出；具有固摄作用，能固护、控制血、津液、精等液态物质；具有气化作用，能促使物质之间，物质与能量之间，能量之间的转化。经络，是人体内运行气血、联络脏腑、沟通内外、贯穿上下的通路，经络"内属脏腑、外络肢节"，遍布全身，沟通体表与内脏，将机体连结成一个统一的整体。三焦是六腑之一，《素问·灵兰秘典论篇》有"三焦者，决渎之官，水道出焉"，《难经·三十八难》谓"三焦主持诸气，有名无形"，说明三焦是抽象的功能性概念，是主司气化、运行水谷、疏通水道功能的无形载体。

宏观结构的五脏系统中，五脏的共同生理功能是化生和贮藏精气，其功能特点可概括为"藏而不泻，满而不实"。此外，五脏还承担各自不同的生理功能及与内、外环境相对应的联系。如心为君主之官，主血脉、温煦、藏神。与各方面关系是在体合脉，在窍为舌，在液为汗，在志为喜，在时为夏，在色为赤，在味为苦，在气为暑，在方为南。肝为将军之官，主疏泄，藏血。与各方面关系是在体合筋，在窍为目，在液为泪，在志为怒，在时为春，在色为青，在味为酸，在气为春，在方位为东。如此等等，皆说明中医学在研究人体生理活动上，涉及天文、地理、社会等诸多方面，从宏观角度认识脏腑的生理功能。

3. 研究方法强调整体观察、类比　中医学认识人体脏腑、经络、气血津液精的生理功能及内外环境的变化对生理功能的影响，常采用整体观察和取类比象的方法，从宏观方面把握人体的生命活动规律。中医学运用整体思维认为人体以五脏为中心，通过经络系统，将六腑、五体、五官、九窍、四肢百骸等全身脏腑形体官窍连接成相互联系的有机整体，结构上不可分割，功能上相互为用。因此，五脏代表的是人体五个生理系统，即心系统（心—小肠—脉—舌—面），肝系统（肝—胆—筋—目—爪），脾系统（脾—胃—肉—口—唇），肺系统（肺—大肠—皮—鼻—毛），肾系统（肾—膀胱—骨—耳—发）。中医学运用整体观察和取类比象的方法把人与自然、社会相互联系。如心具有温煦全身、主血脉、主神明的功能，与火温热、光明的特性相似，故心归属于火行。南方炎热，与火的炎上的属性相似，故南方也归属于火行。因此，南方与心气相通应。又如肾具有藏精、主水液的功能，与水的滋润、闭藏、下行的特性相似，故肾归属于水行。北方寒冷，与水的寒凉的特性相似，故北方也归属于水行。因此，北方与肾气相通应。通过类比说明了外界环境对人体生命活动规律具有制约和影响的作用。

二、中西医病理学差异

（一）西医病理学

1. 研究手段基于临床检验　西医病理学的临床检验方法多种多样。如尸体剖检、活体

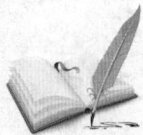

组织检查、组织培养及细胞培养等。尸体剖检是西医病理学研究的基本手段，是对死亡者的遗体进行病理剖检的一种检验方法。尸检不仅可以直接观察疾病的病理改变，明确疾病的诊断，查明死亡的原因，验证临床诊断、治疗的正确性，而且还可以及时发现和确诊某些传染病、流行病及地方病，为防治措施提供依据。活体组织检查是西医病理学研究的普遍手段，是用局部切除、钳取、穿刺针吸以及搔刮、摘除等手术方法，由病人活体采取病变组织进行病理检查，以确定诊断的一种检验方法。活检组织新鲜，能基本保持病变的真相，不仅有利于进行组织学、组织化学、细胞化学及超微结构等研究，而且有助于及时准确地对疾病作出诊断和进行疗效判断。特别是对于诸如性质不明的肿瘤等疾病，准确而及时的诊断，对治疗和预后都具有十分重要的意义。组织、细胞培养是西医病理学研究的较好手段，是将某种组织或单细胞用适宜的培养基在体外加以培养，以观察细胞、组织病变的一种检验方法，如肿瘤的生长、病毒的复制等。这种检验方法，可以较方便地在体外观察研究各种疾病或病变过程，周期短、见效快，可以节省研究时间。

此外，近数十年来西医陆续建立了一系列的分子生物学技术来研究病理学。如放射自显技术、显微分光技术、多聚酶链反应（PCR）技术及分子原位杂交技术等，从常规的病理形态学观察，发展到将形态结构改变与组织、细胞的化学变化结合起来进行研究，从而加深了疾病研究的深度。

2. 病因认识基于"客观实体" 病因，是指凡能破坏人体相对平衡而导致疾病发生的原因，又称致病因素。西医学认为疾病是在生物、物理、化学、遗传、免疫及精神等致病因素作用下发生的。而对这些病因的认识，西医是基于微观、客观的实体。随着生物医学研究的深入，西医学指出机体患病主要在于病原微生物的侵入。如对病毒致病的认识，病毒首先从细胞侵入人体，然后毒粒解体释放出病毒基因组并进行繁殖，在病毒与人体免疫系统的抗衡中，机体防御功能遭到破坏，各种代谢发生异常，由此产生疾病。随着生物学微观方面的深入研究，西医学还指出某些遗传性疾病是由人体基因所导致的。所谓基因，是控制某一特定性状的染色体上某一段 DNA 核苷酸序列。当基因在遗传时受到损失，如染色体缺失或易位，由于抑制基因丢失或变迁，失去对致病基因的控制，导致病变基因的扩增或异常表达，从而导致疾病的发生。

3. 病机认识基于"细胞损伤" 病机，是疾病发生、发展与变化的机制。西医学认为人体是各个器官和组织的汇集，生命的基本单位是细胞。当各种致病因素如物理因素、化学因素、生物因素、先天遗传缺陷因素及自身免疫反应因素等作用于人体后，若超出了人体细胞组织的适应范围，引起细胞的损伤，便表现为疾病。德国病理学家魏尔啸（Rudolf Virchow，1821—1902）在《细胞病理学及其生理和病理的组织学基础》中指出疾病的过程是在细胞中发生的。这种思想在当代病理学中起着主导作用，细胞损伤即是疾病发生发展的机制。细胞的损伤可表现为萎缩、变性和坏死。细胞萎缩是由于某些障碍引起细胞内的合成代谢低于分解代谢，从而导致细胞体积缩小、代谢减弱、功能降低的变化。细胞变性是由于细胞的代谢障碍而引起细胞或细胞间质内的某些物质大量增加或出现异常物质，如脂肪变性、纤维素样变性、玻璃样变性、黏液样变性、混浊肿胀、淀粉样变性、水变性等。细胞坏死是由于细胞代谢障碍进一步发展而导致受累细胞代谢停止、功能丧失、形态瓦解，如溶解性坏死、干酪样坏死、凝固性坏死、液化性坏死等。细胞的损伤不是完全被动的过程，与此同时，机体可反应地出现一种主动地抗损伤的过

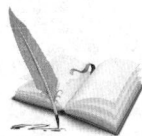

程，如修复、代偿与适应等。损伤和抗损伤是一对矛盾体。在细胞受损的同时，受累细胞释放出一系列炎症介质如 5 - 羟色胺、组胺等物质，这些介质可导致局部血管发生渗出、充血等变化，而在渗出变化中又可出现含有大量抗体、补体等物质的渗出液，发挥消灭致病微生物的作用。

（二）中医病理学

1. 研究手段基于四诊 中医学认为"有诸内者，必形诸外"，内部脏腑形态的变化必然伴有功能异常并表现在外，形成可见的、可嗅出的、可触摸的、可被病人感知的变化，成为医生辨识病证的证据。而收集这些证据，需靠中医四诊：望、闻、问、切。四诊既是中医诊断学手段，也是中医病理学获取病理信息的手段。通过望诊，观察到全身神色形态及局部组织的变化，可测知内在脏腑所发生的病理改变。如望神，观察病人神的旺衰，可以了解脏腑精气的盛衰，推断病情的轻重。若见病人两目晦滞，目光乏神，面色少华，少言懒语，思维迟钝，精神不振，则提示脏腑功能减退，多为虚证；若见病人突然昏倒，四肢抽搐，两目上视，口吐涎沫，醒后如常，则提示脏腑气机失调，多为肝风夹痰，上扰清窍所致。又如望舌，舌为心之苗、脾之外候，与肝、肺、肾等脏腑经络沟通，故舌的变化可反映脏腑气血的盛衰。若见舌尖红赤，多为心肺有热；若舌两侧有青紫色斑点，多为肝经气滞血瘀等。通过闻诊，听声音可了解到五脏的病理变化，闻气味可辨析出病证的发展规律。如听到病人语声嘶哑，若为新病，多是外感风寒或风热袭肺，或痰湿壅肺，肺失清肃，邪闭清窍所致，即所谓"金实不鸣"；若为久病，多是各种原因导致阴虚火旺，肺肾精气亏虚所致，即所谓"金破不鸣"。通过问诊，可从病人或陪诊处了解到疾病发生、发展、变化经过。如病人胃脘胀满疼痛，若经询问病人有暴饮暴食的经历，多属食滞胃脘等。又如病人胁肋胀痛，若询问得知病人经常情志不舒，多属肝气郁结。通过切诊，可了解病情，辨别病证，辨识脏腑的病理变化。如切脉，脉象既与心关系密切，也与肺、脾、肾、肝等脏息息相关。所以，脉象能够反映全身脏腑功能及病理变化的信息。若切到病人左手的寸脉沉、细、弱，可推测为心气不足；若切到病人左手的关脉明显弦、数，可考虑为肝胆湿热或肝郁化火等。

2. 病因认识基于"证" 中医学认为，临床导致疾病发生的原因多种多样，诸如六淫外感、疠气传染、七情内伤、饮食失宜、劳逸失度、痰饮停滞、瘀血阻滞、跌仆金刃、外伤、虫伤及医过等，均可成为致病因素而发病。病因在疾病发生、发展过程中起着重要作用，任何临床症状和体征都是在某种病因的影响和作用下，患病机体所产生的一种异常变化。对病因的认识，中医既要了解可能作为致病因素的客观条件，更主要以临床表现为依据，通过分析疾病的症状、体征来推求病因，为临床诊断、治疗用药提供依据。这种方法称为"辨证求因"，又称"审证求因"，是中医探求病因的主要方法。如夏季见发热、烦渴、身热不扬、四肢困倦、胸闷呕恶、大便溏泄不爽等症。由于该季节主气为暑，气候炎热，致病易见发热、烦渴；且多雨潮湿，感之又见身热不扬、四肢困倦等湿邪之状，故可推测为暑邪夹湿所致。又如临床症见两胁胀痛、胸闷太息、咽中如有物梗阻等，根据足厥阴肝经分布于胁肋部、沿喉咙、入鼻咽，结合肝失疏泄的病理表现，可判断为肝气郁滞、痰气互结之证，由于情志郁怒最易影响肝的疏泄功能，故推测郁怒可能为其致病因素。

3. 病机认识重视"基本病机" 中医学对病机的认识强调基本病机，基本病机是机体

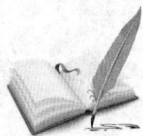

在致病因素作用下所产生的基本病理反应，是病机变化的一般规律，包括邪正盛衰、阴阳失调及气血津液失常等。邪正盛衰，是指在疾病的发生、发展过程中，致病邪气与机体抗病能力之间相互斗争所发生的盛衰变化。邪气侵犯人体后，正气与邪气开始斗争，若邪胜正负则发病。疾病发生后，正气与邪气之间仍不断地进行斗争，在斗争中，邪正双方力量会发生消长盛衰的变化，形成虚实性病证的机制，即所谓的"邪气盛则实，精气夺则虚"（《素问·通评虚实论》）。阴阳失调，是指在疾病的发生发展过程中，由于各种致病因素的影响，导致机体阴阳双方失去相对平衡协调而出现的病理状态。人体正常生命活动是阴阳处于动态平衡的结果，若这种平衡被破坏，疾病也就产生，从而出现阴阳偏胜、偏衰、阳盛格阴、阴盛格阳等一系列的病理变化，形成寒、热性病证的机制。气血津液失常，是指在疾病过程中，由于脏腑功能失调，导致气、血、津液等物质出现虚损、运行障碍及相互关系失常等的病理变化。气血津液是构成和维持人体生命活动的基本物质，需依赖脏腑组织功能活动而不断化生和维持其运行正常。脏腑组织发生病理变化，可影响到气血津液的化生和运行，从而出现气虚、血虚、津液不足、气机失调、血运失常及津液输布、排泄障碍等病理状态。中医学认为，基本病机是疾病发生的共性特征和基础。

第四节　诊断、治疗学差异

一、中西医诊断学差异

（一）西医诊断学

1. 采用还原论线性的思维模式　"还原论"以"原子论"和"机械论"为思想基础，认为整体是部分之和，整体可分为各个局部来认识和分析。西医学的科学实验促进了病因病理及其规律性的揭示和检验，认为人体健康和疾病的本质和终极原因在于本原粒子，只有分解、还原到微观物质颗粒，才能说明疾病的本质和终极原因，因而临床疾病具有可还原性。无论何种疾病，其发生发展都有一定的演变过程、临床症状和特定组织器官的变化及其可检测指标，也就是说疾病存在于机体某个特定的组织器官内，可在机体找出特定部位的解剖学变化或微观机制的生理、病理变化；人体的生理功能状态可用数量进行衡量，用指标法进行表示，因此医生可以利用检测和实验手段将具体测出的指标值与正常值进行比较，得出疾病的诊断。由此制定了各种疾病的诊断标准，体现出还原论线性的思维模式。

2. 采取病史收集、体格检查和辅助检查相结合的基本方法　病史收集，是医生通过问诊和阅读既往病历获取病人资料的方法。其中，问诊是其主要手段。通过对病人或陪诊者的询问，医生不仅可全面、系统地了解疾病发生、发展、诊治过程及过敏史、家族史等，而且在疾病的早期，体格检查或实验室检查还可能得不到诊断依据时，可获得诊断线索。体格检查，是医生借助简单的诊断工具（听诊器、血压计、叩诊锤、压舌板等）或用自己的感觉器官来了解机体状况的方法。体格检查的方法主要有视、触、叩、听。视诊，是医生用眼睛来观察病人全身和局部表现的一种诊法；触觉，是医生用手接触被检查部位进行判断的一种诊法；叩诊，是医生用手指直接或间接叩击病人体表部位，根据其所发生的音响，辨别脏器状态和病变性质的一种诊法；听诊，是医生用听觉听取病人身体各部分发出的声音来判断机体脏器状态的一种诊法。辅助检查，一般包括实验室检查、影像学检查、

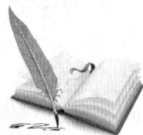

病理学检查等。实验室检查，是通过生物学、化学等实验方法，对病人的血液、体液、分泌物和排泄物等标本进行化验检查，以获得病原、脏器病理变化等资料，为临床诊断提供直接或间接依据。影像学检查是借助于不同的成像手段使人体内部器官和结构显出影像，从而了解人体解剖、脏器病理变化等。常见影像学检查包括 X 线、电子计算机 X 线断层扫描（CT）、核磁共振成像（MRI）、超声波检查等。病理检查包括细胞病理学检查和组织病理学检查。病理检查在各种辅助检查中准确度最高，可确定病变部位的性质。此外，心电图检查、肌电图检查、脑电图检查等特殊辅助检查，因所测的指标定性定量准确，故在诊断中具有极其重要的意义。西医学诊断是按一定的顺序进行。首先通过问诊或查阅病历获取临床资料，作出症状诊断；其次通过体格检查，即视、触、叩、听，作出体检诊断；最后通过辅助检查，如实验室检查、B 超检查等，作出定性诊断，并注意几个方面的结合做出完整的诊断。

3. 遵循初步验证和修正诊断的基本原则 由于疾病是一个动态的过程，因而确诊的建立也需要一段认识过程。在临床诊断疾病时，通常医生根据已有的医学知识，结合采集的资料综合分析，去伪存真，对病人的临床表现作出初步解释或诊断。随后经过比较系统的检查，根据其结果提出临床诊断；同时，继续观察疾病的发展、变化和转归，必要时再次合理进行新的检查，分析检查结果，是否支持原有诊断。对某些疾病还可采用针对性较强的疗法进行试验性治疗、或采用手术类的方法进行探查，最后补充或修正诊断。总之，西医学在诊断疾病的过程中，常不断补充各种检查加以验证，以便在最后作出较为理想的诊断。

（二）中医诊断学

1. 采用司外揣内、见微知著、以常衡变的思维模式 中医学认为，人体是一个以五脏为中心的有机整体，通过经络系统，把六腑、五体、五官、九窍联系在一起，形成整体与局部表里相关、辨证统一的密切关系。因此，各脏腑经络、形体官窍在生理和病理上息息相关，内脏病变可以从五官、四肢、体表等方面反映出来。据此，在诊断疾病时，可通过望、闻、问、切等诊察手段，观察形体、官窍、色脉等外在的症状和体征，分析内在脏腑的病理变化，从而推测出病因、病位、病机、病性以确定病证；可通过观察局部的微小变化，推测整体的情况，从而作出正确诊断，即所谓"视其外应，以知其内脏，则知所病矣"（《灵枢·本藏》）。如望舌诊病，舌本为九窍之一，由于舌与脏腑、经络、气血、津液有着密切的联系，故使之犹如脏腑的一面镜子，凡脏腑虚实、气血盛衰、津液亏损等均能较为客观地从舌象上反映出来，成为中医学独具特色的一个诊察疾病的方法。

2. 采取四诊合参的基本方法 四诊即望、闻、问、切四种收集病情资料、诊察疾病的基本方法。望诊，是医生运用视觉有目的的观察病人全身和局部，以诊察病情的方法。人体外部，特别是舌体、面部等与内在的脏腑紧密相关，局部病变可以影响到全身，因而体内的脏腑、气血、经络等的病理变化，必然会在其体表相应的部位反映出来。因此，通过望诊，可了解人体精气神的盈亏，可推断脏腑的变化。由于在对客观事物的认识过程中，视觉与其他感官相比，获取信息更为直接，占有重要的地位，所以望诊被列为四诊之首。闻诊，是医生通过听声音和嗅气味来诊察疾病的方法。听声音主要是诊察病人的声音、呼吸、语言、咳嗽、喷嚏、呃逆、呕吐、嗳气、太息、呵欠、肠鸣等各种声响；嗅气味主要

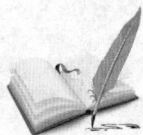

是嗅取病体所发出的异味、排出物及病室的气味。人体各种声音和气味是在脏腑生理活动和病理变化过程中产生的，其异常改变可反映内在脏腑的病理变化。问诊，是医生有目的的询问病人或陪诊者，了解疾病的起始、发展及治疗经过，现在症状和其他与疾病有关的情况，以诊察疾病的方法。问诊可收集其他三诊无法获取的病情资料，如疾病的发生、发展及诊疗过程；病人自觉症状；病人既往病史、家族史等。通过问诊，医生可全面、系统地了解病情；同时，医生还可了解病人思想动态，以便及时开导，有助于疾病的诊断和治疗。切诊，是医生用手对病人的某些部位进行按、压、触、摸，从而获得病情资料的诊察方法。切诊分为按诊和脉诊两部分。按诊是医生用手对病人胸腹、四肢、肌肤等病变部位直接进行触摸按压，以了解其润燥、冷热、软硬、压痛、肿块等，从而推断疾病的部位、性质。按诊可补望诊之不足，可为问诊提示重点。脉诊是医生用手指切按病人动脉以了解病情，又称为切脉。医生可通过了解脉形、脉势、脉位、脉速等测知脏腑功能的变化、机体气血的盛衰及阴阳消长的情况。望、闻、问、切四诊分别从不同角度对病人的病情进行诊察，各有其方法和意义，不能彼此取代，故在临床诊察疾病时，中医学强调四诊合参。只有灵活地运用四诊合参，全面、系统地收集有关疾病的各种资料，才可能为准确的诊断提供可靠、完整的依据。

3. 遵循辨证与辨病结合的基本原则　中医诊断是以病人自身症状和临床体征为依据的综合判断与分类。依据所见病象，与体质、心理、社会、自然等方面一起综合考察，从而区分出不同的疾病与证候。中医学在整个诊断过程中既要辨证，也要辨病，两者相互结合，但更重视辨证。由于病与证之间有纵横交错的关系，一方面，病是证的综合和全过程的临床反应，证的内容和转化规律均是以病为前提条件的。另一方面，病的本质必须通过证的形式表现于临床，证是认识病的基础。因此，在注重辨证的同时，中医学强调辨病与辨证结合。在临床上对某些容易确诊的病症，可首先运用辨病思维来确诊疾病，对疾病的病因、病变规律有个总体的认识；再运用辨证思维，根据疾病当时的情况来判析其处于病理变化的哪一阶段，从而确立疾病在当时的证候。对某些难以确诊的病症，可发挥辨证思维的优势，依据病人的临床表现，先辨出证候施以相应的治疗，再继续进行不同的检查和收集自然流露于外的机体反应状态，最终得出对病和证的正确诊断。

二、中西医治疗学差异

（一）西医治疗学

1. 强调"辨病论治"思想　西医往往把疾病看成是一个或少数几个组织器官的病理改变而引起，因此只要把相应组织的病变与症状消除，疾病就会痊愈。表现在治疗疾病时，着眼于"对病治疗"与"对症治疗"。"对病治疗"是以各种客观观测到的反映躯体形体结构、组织器官及细胞分子改变的理化指标为依据，辨明具体形体、组织与细胞等改变，给予物理与化学的纠正，或者手术的切除，从而中止或消除形体、组织、细胞等损伤，促进其修复。"对症治疗"，即针对症状进行治疗，也是西医在临床上常用的治疗方法。由于症状只是表象，而导致表象的机制是非常复杂的，不理清其中的机制，仅仅针对症状采取措施则显得简单化。因此，西医在疾病诊断明确的情况下，根据病情需要采用对因、对症、修复及支持疗法，其治疗决策具有明显的规范化、程序化和逻辑化的特征，对不同病人的

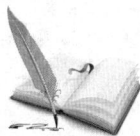

相同病症常开列相同的处方，辨病论治，"同病同方"。

2. 体现对抗为主的治疗观 西医治病注重局部具体的病理环节和躯体的病理改变，强调直截了当地对抗性治疗，体现出对抗为主的治疗观。具体治疗方法包括药物疗法、物理疗法、手术疗法、心理疗法、免疫疗法、介入疗法、血液净化疗法等。药物疗法，是运用天然或合成的化学物质治疗内科疾病的方法。根据给药途径可分口服疗法、注射疗法及外用疗法等；根据药物功效可分为抗生素类药物、免疫调节药物及抗肿瘤药物等。物理疗法，是运用冷、热、电、光、放射线等作用于病人的病变部位治疗疾病的方法。如冷冻疗法、加热疗法、激光疗法及放射疗法等。手术疗法，是应用手术器械治疗外科疾病的方法。如修补手术法、移植手术法、切除手术法等。心理疗法，是通过语言或非语言的沟通方式来改善病人的情绪、提高病人增强战胜疾病的信心和能力，以减轻或消除症状，促进疾病的治愈和康复。免疫疗法，是通过合理使用药物或采用其他治疗手段来调整机体免疫应答，以治疗免疫功能异常疾病的方法。介入疗法，是在 X 线、CT 或 B 超等导向下，将特制的穿刺针连同导管经动脉血管插入人体病变部位或将穿刺针经皮肤直接到达病灶位置，开展治疗的方法。血液净化疗法，是应用净化技术，从肾外途径排除循环血液中代谢废物、药物、毒物及其他有害或过剩物质的方法。毫无疑问，上述各法基本上只着眼于某一个具体的病理环节，体现了对抗性（针对性、替补性）治疗观，突出了直接明了的特点。

3. 治疗技术明显的物化特征 西医学临床治疗的过程中，医生个人的知识、经验和技巧的意义不太突出，而凝聚有科学理论知识的、物化了的治疗设施、手段、药物的作用却日趋重要，甚至在许多方面已占有主导地位。如利用内窥镜实施一些原非打开腹腔不可的复杂手术，不仅使病人痛苦小、创伤少、愈合快，而且操作简便、时间短、费用低。再如激光烧灼、体外碎石、显微外科等需要极其精微技巧的治疗技术，也只有依赖于物化了的科技手段才有可能开展。在药物治疗上，许多疾病的治疗效果，主要取决于所能运用的药物，而西医采用的药物通常是针对疾病症状而研制的化学合成品，即使有少许自然药物，也总是尽量提纯为单一的成分，实际上都是科学知识物化的产物。因此，只要明确诊断疾病为某种细菌感染时，找到针对性强的抗生素，就会取得明显的临床疗效。但化学合成的药物对机体毒副作用较大，在治疗过程中，往往会给机体造成不适感。同时，生物体对这种单调作用的药物易产生耐药性或抗药性。因此，治疗技术的物化特征在西医治疗学中十分明显。

（二）中医治疗学

1. 强调"辨证论治"思想 中医学在临床治疗疾病时，重视"证候"的动态变化，着眼于"对证治疗"，而不是病。证并不同于症状，这是人体在致病因素的作用下，脏腑功能、阴阳平衡协调的状态被破坏后的一种病理反应，是当时人体一种生理失常的综合状态，可以从人体的症状、脉象、舌诊等方面表现出来。中医使用辨证论治的方法，通过四诊（望、闻、问、切）收集的有关疾病的所有资料，运用中医学理论分析、概括、判断出疾病在某一阶段的病理变化，即辨识出疾病在某一阶段的证候，采用相应的方药、针灸等方法对"证"进行治疗，使这种异常的状态（证）得到纠正，机体恢复阴平阳秘的健康状态。因此，中医在疾病诊断明确的情况下，还要根据病情的发展过程，辨出证候进行治疗，其治疗决策具有明显的个性化、动态化的特征，对相同病人的相同疾病由于证候的不同常开

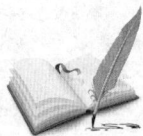

列不同的处方，辨证论治，"同病不同方"。

2. 体现治病求本的治疗观　中医治病强调抓疾病的主要矛盾或根本原因，体现出治病求本的治疗观。治病求本，是针对产生疾病的根本原因进行治疗的原则，是贯穿于整个治疗过程的基本方针。在其指导下，确定了具体的中医治则和治法。中医具体治则主要包括正治反治、扶正祛邪、标本先后、三因制宜等。正治反治，是所选用的方药性质与病证表象之间表现出逆从关系的两种治则，所谓"逆者正治，从者反治"（《素问·至真要大论》）。扶正祛邪，是针对虚证和实证所制定的两种治则，所谓"虚则补之""实则泻之"。标本先后，是说明疾病过程中各种矛盾关系的两证治则。这两种治则强调在复杂多变的病证中，分清其标本缓急，确定治疗上的先后次序，所谓"急则治其标""缓则治其本""标本兼治"。三因制宜，是治疗疾病时，要根据病人、时令、地理等具体情况，制定适宜的治疗方法。即所谓的"因人""因时""因地"制宜。中医治法主要包括治疗大法和治疗方法，其中治疗大法是针对一类相同病机的病证而确立的，如汗、吐、下、和、清、温、补、消等八法，其适应范围较广，是治法中的较高层次。治疗方法是在治疗大法限定范围内，针对各具体病证所确立的具体治疗方法，如辛凉解表、辛温解表、健脾利水、清热化痰等。治疗方法可决定治疗措施的选择，治疗措施是在治法指导下对病证进行治疗的具体方式与途径，包括药治、针灸、推拿、拔罐、刮痧、导引、食疗、体疗等各种具体措施。治病求本在上述所有的治则治法中起着核心与主导作用，影响着中医临床的治疗决策活动。

3. 治疗技术有古朴天然的特征　中医学临床治疗的过程中，较为重视医生个人的知识、经验和技巧，虽然也有依据古代科学知识产生的物化了的治疗设施与手段，但以古朴天然的物品为主，与医生个体经验、知识和技巧也密切相关。如利用针法与灸法治疗疾病，就是以中医学经络学说为理论基础，借助小小的银针或艾，作用于体表的某些部位，从而获得相应的疗效。其他如广为民间或医疗单位所用的拔罐、刮痧、敷贴、熏洗等疗法，或新近涌现的蛇毒疗法、蚂蚁疗法、蜂蜇疗法等，无不具有天然古朴的特征。特别是中医治疗疾病，所采用天然的植物药、矿物药等，大多保持原有的自然属性，所含有的成分可作为人体与自然环境进行物质、能量、信息交换中的正常因子而发挥作用。所以，中药大多药性平和，不干扰人体正常的生理过程。中药处方是医生经过望、闻、问、切四诊对疾病辨证论治后开列出的，重在调理人体自身功能以恢复健康。因此，治疗疾病的过程相对西药而言较长。但中药治病，统筹兼顾、标本兼治，毒副作用较小。

第五节　医学模式差异

一、西医学模式及其演变

（一）神灵主义医学模式

神灵主义医学模式（spiritual medical model）产生于人类社会早期，即原始社会和奴隶社会初期。此期由于生产力水平低下，科学思想尚未建立，人们对疾病和健康的认识还处于萌芽状态，薄弱的医学知识积累不足以解释复杂的生命现象和指导医学实践，只能是超自然的认识生命、健康和疾病，这种把人类的健康与疾病，生与死都归之于无所不在的神灵，就是人类早期的健康观与疾病观，即神灵主义医学模式。这种模式认为健康和生命乃

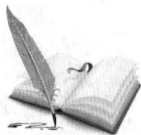

神灵所赐，疾病是妖魔作怪与天谴神罚，治疗虽然也采用一些自然界中有效的植物和矿物作为药物使用，但不能超越神灵主宰，保护健康和治疗疾病仍然依赖于求神问卜、符咒祈祷以除瘟神疫鬼。神灵主义医学模式表现出医学与巫术混杂的特点，持续数万年。

（二）自然哲学医学模式

自然哲学医学模式（nature philosophical medical model）大约产生于古罗马到中世纪，是伴随着古代哲学、自然科学和医学的初步发展而形成的。由于社会生产力的进步、科学技术水平的提高以及人们认识能力的增强，人们开始逐步摆脱原始宗教信仰的束缚，在探索自然本源的同时也开始探讨生命的本源，试图以自然哲学理论为基础的思维方式来观察和解释医学现象，把健康和疾病与人类生活的自然环境、社会环境联系起来观察与思考，形成朴素辩证的自然哲学医学观念。在古希腊、埃及、中国、印度等地建立的早期医学理论，都利用了自然现象的客观存在和发展规律来解释疾病和健康问题，表现出自然哲学式的医学观念。如古希腊医学借助自然哲学的"四元素说"来解释生命现象，认为人体的主要成分由血液、黏液、黄胆汁和黑胆汁四种体液所组成，人体的健康、性格、疾病与四种液体的数量、比例变化有关，当四种液体处于平衡时则身体健康，失去平衡则发生疾病。显然，自然哲学医学模式的医学观，对健康和疾病有了较为深刻的认识，推动了后世医学的发展。

（三）机械论的医学模式

机械论的医学模式（mechanistic medical model）形成于 14～17 世纪。欧洲文艺复兴运动带来了工业革命浪潮和实验科学的兴起，推动了自然科学的进步，也影响了医学观。当时，英国哲学家培根（Frances Bacon，1561—1626）和法国百科全书派学者的笛卡儿（R. Descartes，1596—1650）大力倡导用观察与实验方法来处理问题，在此观点影响下，法国医生拉美特利（Lamettrie，1709—1751）提出"人是机器"的观点，把人当成是自己发动自己的机器，对健康的保护与保护机器的原理一致，疾病是机器出现故障和失灵，医生的任务就是修补与完善，形成机械的医学观，产生了"修理机器"（治疗）为主的机械论的医学模式。

机械论的医学思想以机械唯物主义的观点，批驳了唯心主义的生命观和医学观，把医学带入实验医学时代，促进了解剖学、生理学、病理学的发展，为近代实验医学的兴起创造了条件。从 17 世纪英国哈维（Harvey，1578—1657）发现血液循环开始，到 18 世纪意大利病理解剖学家莫尔干尼（Morgagni，1682—1771）创立病理解剖学，1838 年德国人施来登（Schleiden，1804—1881）发现植物细胞，次年施旺（Schwann，1801—1882）发现动物细胞，直至 19 世纪德国病理学家魏尔啸（Virchow，1821—1901）提出以组织生理学和病理学为基础的细胞病理学，开辟了病理学的新阶段。机械论的医学观对医学的发展发挥了重要的作用。

机械论影响下的医学模式，医学研究的思维以还原论和归纳法为主，它简单地把人比作机器，用机械观来解释一切人体现象，忽视了生命极其复杂的一面，也忽视了人的社会性和生物特性，禁锢了自然科学家的思想，对人体的研究和观察不可避免地存在片面性、机械性。

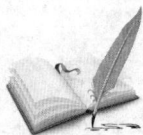

（四）生物医学模式

生物医学模式（biomedical model）是在近代生物医学基础上形成的医学观和相应的医疗卫生观。18 世纪到 19 世纪，社会经济的发展和科学技术的进步，尤其是生物科学的进步，使医学发展进入了崭新阶段，整个医学由经验走向科学。

从 1675 年荷兰的列文虎克（Antonie van Leeuwenhoek，1632—1723）发明显微镜后，为人体形态结构与功能以及对各种生命现象进行研究提供了必要的条件，促进了细菌学和病理学等学科的飞跃发展。19 世纪法国微生物学家巴斯德（Louis Pasteur，1822—1895）和科赫（Robert Koch，1843—1910）等先后发现了结核杆菌、伤寒杆菌、霍乱弧菌等多种微生物，形成疾病的细菌学病因理论。细菌学方面的开拓性研究，促进了免疫学的发展，与药物学的最新成果应用到公共卫生领域，陆续研制了各种疫苗，预防接种以预防传染病，使传染病发病率明显下降，从有病治病进入未病防病的时期。与此同时，医学的一些基础学科，如生理学、解剖学、寄生虫学、药理学、遗传学等一大批生命学科都在蓬勃发展，使生物科学体系逐步形成。生物科学的长足进步，促使人们开始运用生物学的观点认识生命、健康与疾病，形成了生物医学模式。

近代西医学乃至现代西医学是建立在生物科学基础之上，都十分强调生物科学对医学的重要作用。认为人体与环境和病因三者之间平衡则健康，疾病则是该平衡的破坏；病因多系生物的、理化的、单因单果的，每种疾病都必然可以在器官、细胞或分子上找到可以测量的形态学或化学改变，都可以确定出生物的或物理的特定原因，都应该能够找到对应的治疗手段。医学的任务就是寻找特异性的致病因子，采取特异性的治疗方法，最终治愈病人的疾病。这种以生物学因素为主来解释、诊断、治疗和预防疾病以及制定健康保健制度的思维模式，被称为生物医学模式。

生物医学模式在近百年的发展中，为人类的健康事业作出了巨大的贡献，有力地推动了医学科学的发展。在基础医学方面，阐明与揭示了许多生物因素造成的人类疾病，确定了病因，针对性地开展了有效地防治；在临床医学方面，借助细胞病理学手段对一些器质性疾病作出定性诊断，无菌操作、麻醉剂和抗菌药物的联合应用，减轻了手术痛苦，有效地防止了伤口感染，提高了治愈率；特别是在针对急慢性传染病和寄生虫病的防治方面，通过采用杀菌灭虫、预防接种和抗生药物的措施，有效地控制了急、慢性传染病和寄生虫病，使其发病率、病死率大幅度下降，获得了人类第一次卫生革命的胜利。

然而，必须同时看到生物医学模式仅从单纯的生物学角度认识健康和疾病现象，有很大的片面性和局限性：在分析人的健康和疾病方面只注重人的生物属性，忽视了人的社会属性；在科学研究中较多地着眼于躯体的生物活动过程，很少注意行为和心理过程；在临床上只注重人的生物功能，而忽视了人的心理功能及心理社会因素的致病作用。因而对某些功能性或心因性疾病，无法得出正确的解释，更无法得到满意的治疗效果，这样就必然不能阐明人类健康和疾病的全部本质。因此，医学的发展需要更加完善的医学模式理论。

（五）生物—心理—社会医学模式

生物—心理—社会医学模式（bio - psycho - social medical model）产生于 20 世纪 70 年代。20 世纪特别是 50 年代以来，随着社会经济的发展和现代化的进程，人类疾病谱、死亡谱发生了很大的变化，影响人类健康与生命的主要疾病已从传染病、寄生虫病等转变为与

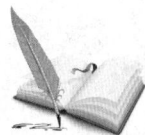

心理因素、环境污染、个人行为等密切相关的心脑血管病和恶性肿瘤等疾病。广泛发生的公害病、交通事故、自杀、吸毒、酗酒等，更与心理、社会因素有关。这些改变使人们认识到疾病的发生发展和转归不仅涉及到生物因素，而且还与自然环境、社会环境、人们的行为和生活方式密切相关。正是在这种情况下，1977 年美国精神病和内科学教授恩格尔（G. L. Engel）首先提出生物—心理—社会医学模式，将生物、心理和社会作用有机地结合起来，揭示了三种因素相互作用导致生物学变化的内在机制，形成了一个适应现代人类健康需求的新模式。

生物—心理—社会医学模式强调了人类的健康和疾病是由生物—心理—社会三方面因素共同所决定。认为人不仅是一类高级生物，而且还具有社会属性，受自然和社会因素以及文化、伦理等因素的影响。这些因素不仅诱使着许多疾病的发生与发展，并决定着人们的健康长寿与否，影响着许多疾病的发展和转归。新的医学模式在较高的层次上把人作为一个整体来认识，从生物学、心理学、社会学等多个方面来考察人类的健康与疾病，这种新的科学观和方法论，适应了医学及卫生保健事业发展的需要，很快受到广泛的重视和认同。

二、中医学模式及其意义

（一）中医学的"环境—形神医学模式"

中医学的医学模式是建立在东方传统文化的自然观和方法论基础之上，根据中医学的指导思想、医学观点和理论框架等概括而成。中医学认为有形体才有生命，才能产生精神活动和生理功能；而神的活动依赖气血为基础，并主宰了脏腑组织的功能活动。形神之间辩证统一，"形与神俱""形神合一"相互影响。中医学还发现外界环境对人之心身有着不可低估的影响，必须从自然、社会环境的变化对人的功能影响以及心身活动之间的辩证关系中，去分析认识个体功能状态和不同病症的病因病机，这样才能有效地进行研究探讨和预防诊治等医疗实践活动。这些基本看法，体现出人与环境统一、人之形神相俱的整体医学观，主导着历代医家的医学实践活动，逐渐演变成中医学"环境—形神医学模式"的基本精神。

中医学模式认为人体是一个有机的整体，并且是形神活动有机结合的人体；同时，人的形神功能活动与自然环境和社会环境息息相关、相互统一，处于动态平衡中。这种把人置于自然、社会环境的变化中，动态地分析生命、健康与疾病的规律，并结合环境变化诸多因素，进行诊断、治疗和预防等一系列医疗实践活动，是中医学模式的基本观念。这一观念不仅完整地体现在《内经》的学术思想中，也仍在今日的中医理论体系中占主导地位，指导着中医的临床实践，促进了中医学的发展。

（二）"环境—形神医学模式"在中医学中的体现

中医学环境—形神医学模式的基本精神贯穿于整个中医理论体系各个方面。中医学在分析人体生理病理时，把人体的五脏六腑、四肢百骸、五官九窍和精神情感作为一个整体考察，表里内外相互关联、沟通，因而通过观察外在征象可以了解机体的内在变化；同时，把自然、社会环境与人体视为一个整体，天人相应，共同遵循着自然运动规律，因而通过观察自然变化，将所得的自然现象、运动规律推及于人，以认识人的生理病理，由此建立

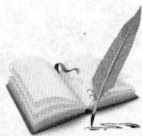

了中医理论的生理病理学——藏象理论，体现出环境－形神的医学观点。

对病因理论的认识，充分贯彻着环境—形神医学模式的基本精神。其中外因主要是讨论自然因素对生理功能的影响，内因、不内外因则涉及到社会、心理、行为等多方面。特别值得重视的是，中医病因理论中，把情志内伤、饮食失节和劳逸过度等主要与社会心理和行为相关的因素视为导致疾病发生的主要因素，指出了不同社会环境、生活习惯都将直接影响到人类的身心健康，导致疾病的发生，形成以"七情学说"为中心的心理和社会因素的病因理论。

中医在诊断疾病时的望、闻、问、切四诊和辨证过程，事实上就是在环境－形神医学观的指导下，对病人所进行的较为全面的收集、分析资料并在系统层次上做出判断的过程。如在《内经》中就反复强调诊病时"必知天地阴阳，四时经纪，五脏六腑，雌雄表里，……从容人事，以明经道；贵贱贫富，各异品理，问年少长，勇怯之理""必问饮食居处，暴乐暴苦""必知终始，又知余绪，切脉问名，当合男女，离绝菀结，忧恐喜怒"。并指出："诊病不问其始，忧患饮食之失节，起居之过度，或伤于毒，……何病能中？"这样从环境变化对人的功能影响、从行为改变导致人体功能活动的异常以及从心身活动之间的辨证关系中，去分析认识个体功能状态和不同病证的病因病机。如此，才能获得全面正确的诊断，也才能有效地进行医学研究和预防治疗等医疗实践活动。

环境－形神的医学观也主导着中医治疗学思想。中医强调治疗须顺应天时、地理等自然因素，并考虑这些因素的变化对人体的影响。用药应注意"用寒远寒""用热远热"，治疗当考虑"地有高下，气有寒凉"，因地、因时制宜。在确定具体治则是更应注意病人的政治地位、文化素养、地区风俗以及病人的年龄、性别、体质、经历遭遇、起居饮食、情志因素等"因人制宜"。这种在治疗用药时全面兼顾时间季节、地理区域、社会人事和心理等因素原则，是指导临床治疗疾病的一个重要法则。事实证明，在这一独特的治疗原则指导下，中医学的治疗方法不仅内容丰富，而且疗效肯定。对一些疑难杂症的治疗显示出潜在的优势，在心身疾病的调治上，积累了一整套丰富而有效的调治手段和方法，如语言疏导法、转移情感法、以习平惊法、厌恶反胜法、药物调理法等。其中，大多数方法至今仍有重要的应用价值。

重视预防养生，强调治未病，是中医学的卓越思想。对此，历代医家论述颇多，积累了十分丰富的内容。如《内经》提出的"法于阴阳，和于术数，饮食有节，起居有常，不妄作劳"和"恬淡虚无"的养生防病措施，表明养生防病首先要了解并遵从环境变化的客观规律，养成良好的摄生行为和习惯；其次须正确认识和对待社会、人世间的一切事宜变迁，树立正确的人生观，培养自控能力和自稳能力，力求保持良好的精神心理状态，以使"形与神俱"，保持心身健康，防病于未然。最后，在饮食起居方面，养成良好的生活习惯，"五味""五果"等不得有所偏嗜，均衡膳食，合理安排；并加强锻炼，增强体质，以减少或防止疾病的产生。这些原则同样渗透着环境－形神医学模式的基本精神。

总之，在中医理论体系中表现出的疾病观、诊断观、治疗观及思维和行为方式，体现了环境－形神医学模式的特征，主导着中医学的发展，有效地指导着历代医家的理论研究和临床实践。

（三）中医学模式的现实意义

中医学的环境—形神医学模式对健康和疾病作了较为全面的考虑，它在重视健康与疾

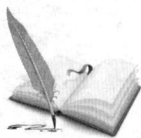

病生物过程的同时，强调了心理过程、自然因素和社会因素的重要性，并用动态的观点认识人体复杂的生命活动；它从宏观上、整体上运用联系的、辩证的、综合的方法把握了人体生命活动中的复杂问题，构建了中医学的整体思想，形成了中医学独特的辨证论治诊疗体系，有效地指导了中医的临床实践。它使人们对健康和疾病的认识和处理更为全面，敦促了医务工作者把注意力从单纯注重"病"，转移到首先注重生病的人，然后再考虑他所患的病，在整个医疗过程中，加强了医患之间的联系和医患的交往。这有助于提高医疗卫生事业的社会效益和诊治活动中的实际疗效，也有助于医学研究、医学教育和医疗卫生保健预防工作计划之制定。虽然，中医学模式从表述而言有朴素、简陋之不足，但却具有丰富而合理的内核和积极的现实意义，可以为未来医学合理模式的确定和完善提供启迪和借鉴，有望对未来医学模式的转变与创新带来深远影响。

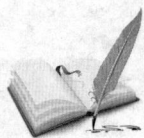

第三章 中西医结合研究方法

👉 **要点导航**

1. **掌握** 中西医结合临床研究方法。
2. **熟悉** 现代实验方法在中医药研究中的运用。
3. **了解** 现代实验方法。

第一节 中西医结合基础研究方法

学习和掌握现代自然科学和生命科学、基础医学各学科的基本理论和生物医学实验技术，是开展中西医结合研究的重要基础。特别是如机能学、细胞生物学与组织形态学、医学免疫学、生物化学、医学微生物学与微生态学、分子生物学、系统生物学等在中西医结合基础研究方面提高了重要支撑。

一、机能学研究方法

机能学是基于生理学、病理生理学和药理学等理论，以实验动物为主，研究生理机能、疾病发生机制、功能代谢变化和药物作用规律的实验科学，它强调学科之间的交叉融合，重视新技术的应用，遵循"单科和融合性实验相互补充，验证性和设计性实验相互衔接，微观与宏观检测相互印证，基础和临床实验相互渗透"的原则。机能实验学中的各种实验动物模型、手术操作和功能检测方法已在中医药科研工作中发挥重要作用。

（一）循环系统机能学研究方法

循环系统的机能学评价指标包括心肌电生理、心脏泵血功能、血流动力学等。

1. 循环系统机能学检测

（1）心肌电生理 常用检测技术包括：①心肌细胞电生理检测，膜片钳技术和细胞内微电极技术是心肌细胞电生理的常用检测技术。应用微电极测定在体心肌细胞动作电位，是对心律失常、缺血性心脏病及药物对心肌细胞电活动调节的细胞水平研究的重要方法。膜片钳技术是一种以记录通过离子通道的离子电流来反映细胞膜单一的或多个的离子通道分子活动的技术。膜片钳技术被称为研究离子通道的"金标准"，广泛应用于神经（脑）科学、心血管科学、药理学、细胞生物学、病理生理学、中医药学、植物细胞生理学、运动生理等多学科领域研究，在药物研发、药物筛选中显示了强劲的生命力。目前膜片钳技术已从常规膜片钳技术发展到全自动膜片钳技术。②动物心电图描计。

（2）心脏泵血功能 超声心动图是心脏泵血功能常用检测技术，评价指标包括：心动周期（心脏每收缩并舒张一次所需时间）、心率（单位时间内心脏搏动的次数）、每搏输出

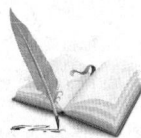

量（一侧心室每搏动一次所射出的血液量）、射血分数（每搏输出量占心室舒张末期容积的百分比）、每分输出量（每分钟由一侧心室输出的血量）、心脏指数（安静和空腹状态下每平方米体表面积的心输出量）和每搏功等。

（3）血流动力学研究　动物实验中常用有创动脉血压测量和心脏射血检测技术。测定指标评：动脉收缩压（SBP）、舒张压（DBP）、平均动脉压（MBP）、左室收缩压（LVSP）、左室舒张末压（LVEDP）、左室最大收缩（ $+dp/dt_{max}$ ）和最大舒张速率（ $-dp/dt_{max}$ ）等指标。

（4）微循环机能学检测　需应用医学显微图像分析系统，观察指标有：微血管管径（反映微血管的扩张和收缩程度）、微血流速度（在一定程度上反映微循环的灌流状态）、流态（反映血流速度和红细胞聚集状态，常将红细胞流态分为4级：直线状、虚线状、粒状和淤滞状）、毛细血管网交点计数（反映毛细血管充盈情况）、血色（反映含氧及供氧情况）和微血管周围变化（主要观察有无渗出和出血情况，以反映微血管通透性和完整性）。

2. 在中医药科研中的应用　心肌电生理、心脏泵血功能、血流动力学及微循环等机能学指标是正常、疾病状态（疾病模型）及中医药干预后循环系统功能评价不可缺的指标。如在益气活血、活血化瘀中药对心气虚证等的研究均可选用相关实验方法观察对心肌缺血、心律失常、降压及心功能不全等的疗效评价及相关基础研究。

（二）血液系统机能学研究方法

主要包括血液的流动性及凝固性，血液的有形成分等的检测。在中医药止血药物研究和血瘀、血虚模型相关基础及药效学研究中，观察血液的流动性及凝固性，血液的有形成分等机能学指标均已成为干预后血液系统机能评价必不可少的指标。

（三）呼吸系统机能研究方法

呼吸系统机能评价指标主要包括肺通气功能评价和血气分析。在中医药科研中，肺通气功能是评价正常、疾病（各类呼吸系统疾病，特别是慢阻肺）模型及相关干预后肺通气功能好坏必不可少的指标，尤其适合中医药治疗慢性阻塞性肺疾病证候模型、哮喘、肺纤维化等疾病的研究。血气分析也应用于慢性阻塞性肺疾病不同证候模型，以及呼吸功能不全和其他多种病理模型的中医药干预疗效判定，多与肺功能、电解质等指标联合测定。

（四）泌尿系统机能研究方法

泌尿系统主要的机能检测是肾脏泌尿功能。在中医药科研中，肾脏泌尿功能检测是评价正常、疾病模型（高血压肾脏损害、糖尿病肾脏损害等）及相关干预后肾脏功能好坏必不可少的指标，也用于利水渗湿药（利尿药物）药理作用研究和慢性肾衰的评价。

（五）消化系统机能研究方法

消化系统的机能指标主要包括胃肠动力学和消化道平滑肌生理。

1. 胃肠动力学的主要机能检测　①肠内容物推进速度检测，主要可通过炭末推进试验、炭末排出、酚红定量测定法等，可分析胃排空速度和不同肠段的推进运动功能。②湿粪计数法，主要以小鼠或大鼠服药后一定时间内排出的湿粪粒数为指标，结合动物口服蓖麻油造成腹泻模型进行止泻药的药效学研究。③在体肠管运动强度检测，包括在体肠管悬吊和肠内压法检测分析肠运动强度。

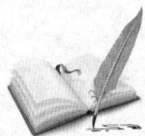

2. 消化道平滑肌生理特性检测　常用离体肠段平滑肌实验通过传感器将肠段机械变化信号记录肠段活动曲线，观察肠段活动曲线及紧张度的变化。

胃肠动力学功能检测和消化道平滑肌生理特性等指标是评价消化系统机械运动能力的主要研究方法，如常用于胃肠解痉药物、泻药、止泻药的药效学研究，也是中医药及针灸治疗功能性消化不良及改善胃肠运动功能方面的基础实验手段。

（六）神经与运动系统机能研究方法

在药效学研究中神经与运动系统机能指标主要包括痛觉研究、镇静催眠作用、抗癫痫作用、学习记忆功能、脑电生理、骨骼肌机能及神经反射等。

1. 神经与运动系统机能学检测

（1）痛觉研究　常用实验技术及检测指标包括：①热刺激法，常选用辐射热刺激法（即光热法）及小鼠热板法。②电刺激法，可选用齿髓刺激法（狗、猫或兔）、小鼠足跖刺激法及小鼠尾刺激法等。③机械刺激法，可选用大鼠尾尖部压痛法和小鼠尾根部加压法。④化学刺激法，可选用钾离子透入法及扭体法进行研究。

（2）镇静、催眠作用研究　行为学观察方面应注意观察动物是否出现活动减少、安静、嗜睡或睡眠及自主活动情况等。另外也可观察与巴比妥类药物的协同作用，包括延长戊巴比妥钠的睡眠时间、钠阈下催眠剂量试验及再入睡试验等。

（3）抗癫痫研究　研究指标包括最大电休克发作、戊四唑最小阈发作情况及神经毒试验等。后者通常选用转棒法、平衡实验、倾斜板法等进行研究评价。

（4）学习记忆功能　在益智增强记忆力的动物实验中多应用跳台法、避暗法、迷宫法及记忆障碍动物模型、记忆再现缺失模型进行观察研究。

（5）脑电生理研究　常用的检测技术包括：①脑电图检测，可借助于放置在头皮上的引导电极，用脑电图机将脑电活动的波形记录下来即为脑电图。②脑立体定位术，是利用颅骨表面的某些标志（如前囟中心、人字缝尖、矢状缝、外耳道、眶下缘等部位）与脑表面及脑深部某些结构的相对恒定的关系，借以从外部确定这些颅内结构的空间位置，以便在非直视暴露下对其进行定向的刺激、破坏、注射药物、引导电位等研究。③大脑皮层诱发电位，检测大脑皮层诱发电位是指感觉传入系统任何一点受刺激时，在皮层某一区域引出的生物电变化。皮层诱发电位是用以寻找感觉投射部位，研究大脑皮层功能定位，了解中枢神经系统功能的一种重要指标和研究方法。

（6）骨骼肌机能检测　主要包括生物电和机械收缩特性两个方面。骨骼肌生物电检测包括骨骼肌终板电位的测量、肌梭传入神经放电实验、肌电图测定等。骨骼肌收缩特性研究主要包括骨骼肌的单收缩、复合收缩和强直收缩检测及负荷对骨骼肌收缩的影响的检测等。

（7）神经反射　反射弧的结构和功能完整性是实现反射活动的基础，反射弧的任何一部分受到破坏，均不能实现完整的反射活动。由刺激感受器到反射活动出现所需要的时间称为反射时，是反射通过反射弧所用的时间。

2. 中医药研究中的应用　补益开窍类中药及相关疗法大多有良好的镇痛、镇静催眠、抗癫痫、益智等作用，传统针灸、骨伤疗法及方药大多可通过调整电生理、骨骼肌机能、神经反射等改善神经与运动系统机能，故科学选用神经与运动系统机能研究技术对中医药

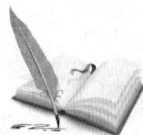

疗效评价及开发推广应用具有重要意义。

二、细胞生物学与组织形态学研究方法

人体细胞是人体的结构和生理功能的基本单位。细胞生物学是以细胞为研究对象，从细胞的整体水平、亚显微水平、分子水平等三个层次，以动态的观点，研究细胞和细胞器的结构和功能、细胞的生活史和各种生命活动规律的学科。人体解剖学、组织胚胎学、病理学同属形态学学科，它们之间有着密切的内在联系。组织形态学包括大体解剖学、组织结构和病理形态学，从正常到异常、从宏观到微观对人体各器官的形态结构形成整体的认识，即以形态学知识为基本点，研究机体系统、器官、组织的基本功能及其病理改变。

（一）细胞与组织形态学结构研究

1. 细胞与组织形态学结构的染色及观察

（1）染色方法　染色的种类方法很多，在中医药研究中，组织细胞染色常用苏木素 - 伊红染色和 Masson 染色；血细胞染色常用瑞氏染色和吉姆萨染色等。目前在研究中多数用瑞氏染色 - 姬姆萨混合染色。

（2）细胞与组织形态学结构的显微观察　显微镜是观察细胞形态和内部结构的重要工具。随着现代科学技术的发展，显微镜的种类越来越多，性能更加完善，使用范围也越来越广泛，它不仅可以用来观察细胞形态和结构，而且，还可以通过与其他技术的结合，进行细胞化学成分的定位、定性、定量，以及物质代谢、细胞生理、免疫和遗传等功能方面的研究，是生命科学基础研究中用途最广的一类仪器，包括光学显微镜、电子显微镜和扫描探针显微镜三个层次的显微镜和相应的技术。

光学显微镜检测技术是研究细胞结构最重要的工具，在细胞生物学领域中应用最为广泛。在细胞生物学中常用光学显微镜及其应用有：①普通光学显微镜，可观察细胞的显微结构；②荧光显微镜，可观察固定切片标本或染色的活细胞；③相差显微镜，可观察无色透明活细胞中的细节；④微分干涉显微镜，可观察活细胞中的颗粒及细胞器的运动；⑤暗视野显微镜，视野的背景是暗的，可观察细菌、真菌等；⑥倒置显微镜，可观察生长在培养瓶皿底部的细胞状态；⑦激光扫描共焦显微镜，也被称为激光扫描细胞仪，为细胞生物学的新一代研究工具，通过荧光检测、三维重建和显微操作等，可对细胞内离子、pH、各种蛋白质分子进行动态测定，另外利用激光扫描还可以对细胞进行特殊操作，能杀灭不需要的细胞，保留所选细胞亚群继续培养。

电子显微镜技术主要分为：①透射电子显微电镜，可观察组织、细胞内的亚显微结构、蛋白质、核酸等生物大分子的形态结构及病毒的形态结构。②扫描电子显微电镜，可观察研究组织、细胞表面或断裂面的三维立体结构。

扫描探针显微镜主要包括：①扫描隧道显微镜，可直接观察到 DNA、RNA 和蛋白质等生物大分子及生物膜、病毒等的结构；②原子力学显微镜，根据扫描隧道显微镜的原理设计的高速拍摄三维图像的显微镜，可观察大分子在体内的活动变化。

2. 在中医药研究中的应用　细胞形态结构的观察是衔接不同层次学科的重要中间环节，形态学观察是中西医研究基本发病机制、转归、疗效评价及中药品质鉴定等最常用的指标之一，特别是同时利用现代显微分析技术的直观性、微观性等优势，已与多学科的研究相

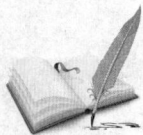

互渗透影响、彼此补充促进，成为中医药研究中的重要部分。在中医药研究中中药的显微鉴定、中医药对细胞损伤、坏死、衰老、凋亡等的干预效应，均可用到显微观察技术。如Masson染色可用于来源于间胚叶的肿瘤（纤维瘤、平滑肌瘤、横纹肌肉瘤、神经纤维瘤等），慢性炎症，器官的纤维化，恶性高血压病时小动脉管壁为纤维素样坏死等出现胶原纤维病理形态诊断，从而可以直接客观评价中医药防治纤维化疾病的疗效。

用扫描电镜，观察药用植物花粉、种子等的微形态，为中药鉴定提供依据；用荧光显微镜观察中药干预干细胞及肿瘤细胞形态学的改变等；激光扫描共聚焦显微技术可对细胞进行精确的断层扫描，在细胞亚结构观察、细胞凋亡、细胞内离子动态测定、细胞间通讯、三维重建、细胞分选等研究方面具有显著优势，在中医药研究中可将空间结构、生化成分与生理功能密切结合，进行定性、定量、定时的显微形态学观察研究，从细胞、亚细胞和分子水平上探索疾病的成因和中医药疗效等。

（二）细胞和亚细胞组分分析

细胞和亚细胞组分的分析主要利用细胞化学技术分析。细胞化学技术是在保持组织、细胞原有生活结构状态及化学成分的基础上，利用物理学、化学、免疫学、分子生物学等原理与技术手段，对组织与细胞内的化学成分及其变化规律进行定性、定位、定量研究的技术。除了对组织进行研究外，对体外培养细胞、腹腔液细胞、血细胞等独立存在的细胞也可以进行研究分析。常用技术包括普通细胞化学技术、酶细胞化学技术、免疫细胞化学技术、放射自显影技术、荧光细胞化学技术、电镜细胞化学技术等。检测仪器除了光学显微镜、荧光显微镜、电子显微镜外，还可使用显微分光光度计、图像分析仪、流式细胞仪及激光共聚焦显微镜等。

在中医药研究中，利用细胞化学技术可以检测人、动物等有机体的不同发育阶段、不同组织部位及异常生理、病理状态下组织细胞内结构或功能成分的表达及变化特点，从而研究个体发育过程中细胞增殖与分化，遗传与发生机制以及疾病的病因，病理诊断及中医药干预效应及其作用机制等。如可用普通细胞化学技术观察分析中医药对细胞糖类、脂类、蛋白质、核酸等在细胞中的分布和含量的影响作用；用酶细胞化学技术观察分析中医药对细胞酶在细胞内的分布及酶活性强弱的影响；免疫组织化学技术可以确定组织细胞内及膜表面多肽和蛋白质进行定位、定性及定量的研究，从而评价中医药对其表达的调控作用等。如用细胞化学技术观察了中药"四君子汤加味"对"脾气虚"症和因"脾气虚"形成癌变的生理病理变化，为中药治疗"脾气虚"症和治疗癌症提供了新的思路和靶点。

（三）细胞工程研究

细胞工程是细胞生物学与遗传学的交叉领域，主要利用细胞生物学的原理和方法，结合工程学的技术手段，按照人们预先的设计，有计划地改变或创造细胞遗传性的技术。细胞工程所使用的技术主要是细胞培养技术、细胞分化的定向诱导技术、细胞融合技术、单克隆抗体技术、细胞重组技术、显微注射技术、染色体工程技术和基因工程技术等。利用这些技术可以从细胞水平、核质水平、染色体水平及基因水平等不同层次将细胞加以改造，有效地控制生物类型。

在中医药研究中，细胞工程技术可用于研究动、植物细胞与组织培养、细胞融合、细胞核移植、染色体工程、胚胎工程、转基因生物与生物反应器等及其中医药的调控作用等。

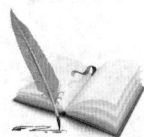

三、医学免疫学研究方法

医学免疫学是在总结人类同烈性传染病长期斗争的基础上诞生并发展起来的，是研究机体免疫系统组织结构及其识别并消除有害生物及其成分（体外入侵，体内产生）的应答过程及机制的科学；是研究免疫系统对自身抗原耐受，防止自身免疫病发生的科学；是研究免疫系统功能异常与相应疾病发病机制及其防治措施的科学。中医学理论体系的主要内容与现代免疫学具有密切关系，中医药通过调整机体免疫功能，在治疗疾病方面有其自身的特点和优势。中医药免疫学的研究不仅可促进中医药的现代化研究，同时也将大大丰富免疫学的研究内容，并可能成为中西医结合研究的重要桥梁学科之一。免疫学技术已成为当今生命科学，包括中医药基础理论、作用机制、疗效评价最常用的重要研究手段之一。

（一）抗原或抗体的检测

1. 抗原或抗体的检测方法

（1）凝集反应　主要可用于检测标本中细胞、细菌或表面带有抗原的乳胶颗粒等不溶性颗粒抗原。该类反应可检测到 1 μg/ml 水平的抗体。

（2）沉淀反应　主要可用于检测标本中血清蛋白质、细胞裂解液或组织浸液等可溶性抗原，可测定抗体或抗原的灵敏度（最低浓度）为 10 ~ 20 μg/ml。

（3）免疫标记技术　用荧光素、同位素或酶标记抗体或抗原，用于抗原或抗体检测，是目前广泛应用的敏感、可靠的免疫分子检测方法。可用于定性、定量或定位检测。常用方法包括：①免疫荧光法，主要的研究技术包括免疫荧光显微技术、流式细胞术、荧光免疫测定等。后者又包括荧光偏振免疫测定法、时间分辨荧光免疫测定、酶联荧光免疫测定法等。免疫荧光法应用包括用于检查细菌、病毒、螺旋体等的抗原或相应抗体，帮助传染病的诊断及病程发展评价；可用于检测肿瘤细胞、机体细胞的 CD 分子表达水平及变化；可检测自身免疫病的抗核抗体等；可应用双标记法对同一标本进行荧光染色，对淋巴细胞等亚类鉴定起着巨大推动作用。②酶联免疫分析法，目前常用的方法有酶标免疫组化法和酶联免疫吸附法。前者测定细胞表面抗原或组织内的抗原；后者主要测定可溶性抗原或抗体。③放射免疫分析法（radioimmunoassay RIA），常用于微量物质测定，包括多种激素（胰岛素、生长激素、甲状腺素等）、维生素、药物、IgE 等。④免疫印迹法，又称为 Western blotting，该法能分离分子大小不同的蛋白质并确定其分子量大小。⑤化学发光免疫分析，常用于血清超微量活性物质的测定，如甲状腺素等激素。⑥免疫PCR，该法敏感性高于放射免疫，可达 fg/ml 水平，特别适合于体液中含量甚微的抗原或抗体的检测。

2. 在中医药研究中的应用　因抗原或抗体的检测既可评价免疫系统功能，也是评价其他各系统相关功能的状态及其变化情况，因此该技术已广泛应用于中医药基础理论、作用机制、疗效评价等。在抗原抗体反应中，可用已知抗体（抗原）检测未知抗原（抗体），并可根据需要选择定性或定量的测定方法。主要应用包括：①用已知抗体检测各种病原微生物及其大分子产物等抗原的存在与否及其含量；②定性或定量检测体内各种大分子物质，如各种可溶性血型物质、细胞因子、激素、血清蛋白及肿瘤标志物等；③用已知抗体检测某些药物、激素和炎性介质等各种物质的含量变化等；④用已知抗原检测标本中相应抗体

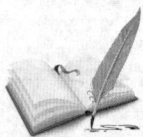

的含量，即可用于诊断相关疾病，也可评价中医药的疗效及其作用机制等。

（二）免疫分子的研究方法

免疫系统包括免疫组织与器官、免疫细胞、免疫分子。免疫细胞的免疫效应、免疫信息的实现主要是通过免疫分子来执行的。因此免疫分子的检测对机体免疫状态等的评价至关重要。免疫分子主要包括免疫球蛋白、补体、细胞因子、MHC 分子、CD 分子、黏附分子、模式识别受体（Toll 样受体）等。例如 Toll 样受体、"免疫检查点" 分子 CD152（CT-LA－4）和 PD－1 的发现与研究分别荣获了 2011 年、2018 年诺贝尔生理学或医学奖，对固有性免疫防御机制以及负性免疫调节治疗癌症等的研究提供了重要的思路与途径。

在中医药研究中，由于免疫分子是免疫细胞免疫效应、免疫信息的主要执行者，而免疫调节作用是中医药防治疾病的重要机制之一，因此对免疫分子的检测是中医药研究中的重要指标。如免疫球蛋白存在于生物体血液、组织液和外分泌液中，可以与抗原的特异性结合，发挥中和毒素、阻断病原入侵、清除病原微生物或导致免疫病理损伤；同时可协同补体、自然杀伤细胞、巨噬细胞等清除免疫复合物、杀伤肿瘤细胞等，是机体发挥体液免疫功能主要成分之一。

正常情况下人体补体含量基本稳定，病理情况下既可因发生重症肝炎或肝硬化等疾病引起合成不足而下降，也可因重症感染或发生 II 型、III 型超敏反应，补体过度消耗，而导致补体总量下降。补体含量的下降，则可导致反复发作、难以控制的感染。反之，多种急性感染引起的炎症、甲状腺炎、急性风湿热、心肌梗死以及恶性肿瘤等疾病中，病人补体水平常升高；而烧伤、创伤、缺血再灌注、体外循环及器官移植等因素又可加速补体活化；补体活化不仅可激活单核细胞、血小板、内皮细胞等释放组胺等炎性介质及细胞因子，增强炎症反应，而且又可与凝血系统、纤溶系统、激肽系统效应分子之间相互协同或制约，构成庞大的炎性介质网络，扩大并加剧炎症反应。适度的炎症反应可发挥保护性防御功能，而炎症反应过强则导致机体生理功能紊乱或组织损伤。因而适时而又恰当地调节、控制补体含量或活性在适度水平是临床防治疾病的重要措施之一，补体水平的检测有助于研究中医药对上述疾病的治疗效果和作用机制。

细胞因子在抗肿瘤、抗感染、抗排异反应、自身免疫病治疗以及恢复造血功能等方面具有良好的应用前景，是当今免疫学研究最为活跃的领域之一。利用中医药影响细胞因子表达，可调节免疫应答的水平或改变免疫应答的类型，治疗多种免疫相关性疾病收到良好的效果。

（三）免疫细胞的研究

参与免疫应答或与免疫应答相关的细胞统称为免疫细胞，是免疫系统主要组成部分及免疫应答的主要执行者，包括淋巴细胞、树突状细胞、单核/巨噬细胞、粒细胞、肥大细胞等。例如树突状细胞发现及其在获得性免疫中作用的研究荣获了 2011 年诺贝尔生理学或医学奖，研究成果对新型疫苗 "治疗性疫苗" 的研发，从而调动人体免疫系统对肿瘤发起 "攻击" 等奠定了基础。

1. 免疫的分离与细胞分析技术

（1）淋巴细胞的分离　体外检测淋巴细胞，首先需制备外周血单个核细胞（peripheral blood mononuclear cell，PBMC），包括了淋巴细胞和单核细胞，常用的方法是葡聚糖－泛影

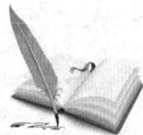

葡胺（又称淋巴细胞分离液）密度梯度离心法。用该法去除红细胞、粒细胞等成分后，即为 PBMC，分离纯度可达 95%。还可以用免疫荧光法等通过检测淋巴细胞的某些表面标志，可确定细胞的不同类型和比例。

1）免疫荧光法　常用间接免疫荧光法，检查淋巴细胞的表面标志，鉴定细胞的群、亚群。如 CD3$^+$T 细胞，CD4$^+$CD8$^-$ 和 CD4$^-$CD8$^+$T 细胞亚群、及 mIgD$^+$ 及 mIgM$^+$ 的 B 细胞等。

2）磁珠分离法　将已知抗细胞表面标记的抗体交联于称为微珠（平均直径小于 1.5 μm）的磁性颗粒，与细胞悬液反应后，微珠借抗体结合于相应细胞群或亚群表面。例如用抗 CD4 交联的微珠可将 T 细胞中的 CD4$^+$T 细胞与 CD8$^+$T 细胞分开，从而获得高纯度的 CD4$^+$T 细胞。

3）流式细胞术　流式细胞术是一种分析单个微粒（如细胞、微生物和人工合成微球等）物理和化学特性的技术，其特点是快速、准确、客观，能定量。如可检测 T 细胞、B 细胞、NK 细胞、单核/巨噬细胞、树突状细胞等及其比率，CD4$^+$/CD8$^+$T 细胞比值，以及白血病、淋巴瘤的免疫学分型。此外，可借助光电效应，微滴通过电场时出现不同偏向，因此，可分类收集所需的细胞。该技术能以每秒约 5000 个细胞的速度无菌收集细胞，一般一次分选纯度在 95%~98%，而且保持细胞活性，可供进一步研究使用。

（2）细胞分析技术　细胞工程和细胞分析技术极大促进了免疫学进展，例如，杂交瘤技术以及 T 细胞克隆的建立为制备单克隆抗体及证实特异性肿瘤抗原奠定了基础；胚胎/造血干细胞培养与定向分化技术的完善，使得有可能深入研究免疫细胞分化、发育及其调控；细胞分离技术（如流式细胞分选、激光显微切割仪、免疫磁性微球等）和显微观察、分析技术（如流式细胞术、激光共聚焦显微镜、隧道扫描显微镜、计算机成像与图像分析技术等）为分析特定细胞群或单一细胞生物学特征提供了工具。

1）流式细胞术　FCM 技术除具有精确的细胞分选功能外（包括免疫分型等），尚可对细胞的功能进行检测，包括：①借助 IFN-γELISPOT 和 MACS IFN-γ 分泌检测法等，间接检测细胞活化的早期事件（如胞内 pH 变化、钙离子升高、蛋白磷酸化）、活化表面分子和细胞因子表达等；②监测细胞活化信息转导，如检测胞内钙离子浓度、蛋白磷酸化、蛋白激酶活性状态、信息传递相关蛋白表达、信息传递相关蛋白相互作用等；③细胞增殖周期检测，可同时分析细胞在增殖分裂过程中的表型及功能变化，并分选特定细胞亚群；④借助胞内细胞因子染色，可应用 FCM 检测单细胞产生和分泌的细胞因子，从而判断单一细胞亚群的分化和功能状态，并同时分析多种细胞因子及其表型；⑤通过检测某些效应分子（FasL、穿孔素和颗粒酶等）可判断胞毒效应；⑥重抗药性抗原及其药敏性检测；⑦肿瘤抗原及细胞增殖情况检测；⑧HLA 群体分析；⑨细胞膜受体检测，如 PHA 受体、激素受体等；⑩血小板功能检测等。

2）激光扫描共聚焦显微镜（LSCM）及多光子技术　LSCM（laser-scanning confocal microscope）是将荧光显微成像结合激光扫描，并利用计算机图形处理技术，借助检测荧光探针而获得细胞或组织内微细结构的荧光图像。其优点为：分辨率高（将光学成像分辨率提高 30%~40%）；能实时在体、定性、定量及多重标记检测；能产生真正具有三维清晰度的图像；在亚细胞水平观察 Ca^{2+}、pH、膜电位等生理信号及细胞形态变化。

3）激光捕获显微切割技术（laser capture microdissection，LCM）　LCM 可从待检标本

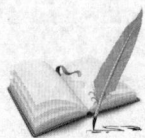

不同成分中获取目的细胞，甚至可从同一标本的不同分化阶段和不同部位获取材料。其原理为：依据细胞或组织形态学特征、免疫组织化学表型、基因型确定目的细胞，借助激光技术捕获所需（单个或多个）细胞，继而依据不同要求提取 DNA、RNA、酶或蛋白质进行分析。LCM 主要应用于遗传学和基因表达分析、微阵列分析、蛋白质分析等方面。LCM 的优点是捕获标本适用于各类组织标本（如冷冻组织、存档石蜡包埋组织、细胞涂片、各种固定剂固定和/或染色、不染色的组织切片），使用转运膜得以避免组织碎屑污染（对 PCR 分析尤为重要）；在捕获过程经历温和、短促的热变换，不致影响捕获组织中 DNA、RNA 和蛋白质（甚至酶活性）或导致被捕获细胞的形态学改变；可在显微镜下验证捕获组织的正确性。

2. 免疫细胞功能测定

（1）T 细胞功能测定

1）T 细胞增殖试验　植物血凝素（PHA）、刀豆蛋白 A（Con A）等丝裂原及抗 CD 单克隆抗体等能非特异地激活培养的 T 细胞，使细胞 DNA、RNA、蛋白质的合成增加，细胞形态改变，即转化为淋巴母细胞，最终细胞分裂，包括 3H－TdR 掺入法、MTT 法等。T 细胞增殖试验也可检测特异抗原致敏的 T 细胞，在培养细胞中加入特异性抗原，则只有该抗原特异的 T 细胞发生增殖反应，从而反映机体特异的细胞免疫功能。

2）细胞毒试验　CTL、NK 细胞对靶细胞有直接杀伤作用，可根据待检效应细胞的性质，选用相应的靶细胞，如肿瘤细胞、移植供体细胞等。该试验用于肿瘤免疫、移植排斥反应、病毒感染等方面的研究。51Cr 释放法：用 51Cr 标记靶细胞，若待检效应细胞能杀伤靶细胞，则 51Cr 从靶细胞内释出。以 γ 计数仪测定释出的 51Cr 放射活性，靶细胞溶解破坏越多，51Cr 释放越多，上清液的放射活性越高。应用公式可计算出待检效应细胞的杀伤活性。

3）细胞因子检测　细胞因子的检测有助于了解其在免疫调节中的作用，鉴定分离的淋巴细胞，监测某些疾病状态的细胞免疫功能。例如，根据培养的CD4$^+$细胞分泌的细胞因子确定细胞亚群，产生 IL－2、IFN－γ者为 Th1，产生 IL－4、IL－10 者为 Th2；艾滋病病人 IL－2 水平明显降低，而类风湿性关节炎、多发性硬化、移植排斥反应等病人则升高。

4）皮肤试验　正常机体建立了对某种抗原的细胞免疫后，用相同抗原作皮肤试验时即出现以局部红肿为特征的迟发型超敏反应。细胞免疫正常者出现阳性反应，而细胞免疫低下者则呈阴性反应。皮肤试验方法简便，可帮助诊断某些病原微生物感染（结核杆菌、麻风杆菌）、免疫缺陷病等。皮肤试验常用的生物性抗原常从病原体中提取，如结核菌素、链激酶－链道酶、念珠菌素、麻风菌素、腮腺炎病毒等。

（2）B 细胞功能测定

1）B 细胞增殖试验　B 细胞受丝裂原刺激后，进行分裂增殖，温育一定时间后检查抗体形成细胞的数目。小鼠 B 细胞可用细菌脂多糖为刺激物，人则用含有金黄色葡萄球菌蛋白 A（SPA）的金黄色葡萄球菌菌体及固相抗 IgM 抗体刺激。

2）抗体形成细胞测定　常用溶血空斑试验，即测定对 SRBC 上的抗原产生的抗体形成细胞数目。其基本原理是抗体形成细胞分泌的 Ig 与 SRBC 上的抗原结合，在补体参与下，出现溶血反应。

3）吞噬细胞功能测定　人吞噬细胞功能试验常用中性粒细胞。用外周血单个核细胞分

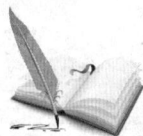

离的方法，收集红细胞上层即为中性粒细胞。吞噬功能测定可选用硝基蓝四氮唑试验和荧光标记物试验等；趋化功能测定实验方法有 Boyden 小室法、琼脂糖凝胶法及过氧化物酶测定法等。

3. 中医药研究中的应用 中医药通过中医药、针灸对机体细胞免疫功能的干预效应及其机制均已成为中医药药理学、毒理学及其临床效应评价的核心内容之一。中医学中"正气存内，邪不可干"的论述以及"扶正祛邪"法则，正虚者以扶正为主，邪实者以祛邪为先。研究表明，不少扶正固本方药对人体免疫系统具有调节作用，能够提高或改善虚证病人的免疫状态，经辨证施治或在某些单味方药的治疗下，对很多虚证疾病具有疗效，其机制与改善免疫有关。扶正固本的免疫调节作用可活化免疫细胞，包括 T 细胞、B 细胞、NK 细胞等，同时也加强了细胞上各种与免疫有关的受体的表达；也可激活巨噬细胞功能，加强其吞噬、处理、传递抗原的作用。

祛邪是清除病邪，恢复机体生理平衡而达到治疗的目的。近年来的研究发现，许多祛邪类药物能调整机体的免疫功能。常用于祛邪治疗的药物有清热解毒及活血化瘀类药物等，有抑制病理性免疫反应的作用，对某些超敏反应性疾病和自身免疫性疾病有较好的疗效。过去只注意到清热解毒药的抗菌抗病毒作用，现发现此类药物也能调节免疫作用。在免疫调节方面一方面能抑制过高的免疫反应而显疗效，另一方面可通过清除病邪对人体正常生理功能的干扰后，即能恢复正气而达到免疫平衡状态，所以祛邪治疗也可增强免疫作用，正如中医学认为的"邪去正自安"，且多数具有双向调节作用，这也已成为近年来中医药免疫学研究的热点。

祛邪类治疗方法的免疫调节作用可能与下列因素有关：①调节 Th1 和 Th2 细胞的功能及其比例，抑制免疫系统的进一步反应；②促进巨噬细胞吞噬抗原的功能，较多地清除抗原，减少对免疫系统的进一步激发；③促进 B 淋巴细胞增殖与中和抗体的产生，中和抗原，抑制了过高的免疫反应等。

四、生物化学研究方法

生物化学即生命的化学，是沟通化学和生物学之间的一座桥梁。生物化学的研究内容包括生物体内化学物质的结构与功能，特别是生物大分子如蛋白质、核酸、糖复合物以及复合脂类的结构与功能；阐释生物体内物质代谢与能量代谢过程及其调节；阐明遗传物质的传递、基因表达过程及其调控机制；基因技术的原理与应用和各种"组学"等。生物化学的主要任务是在分子水平上阐释生物体发生、分化、进化、衰老等基本生物学现象，揭示疾病发生的机理，为临床上探索疾病的预防、诊断和治疗提供理论依据和可行的方法与途径。生物化学是运用化学的理论和技术研究生命物质的边缘学科。从早期对生物总体组成的研究，现已进展到运用光谱分析、同位素标记、X 线衍射及物理化学技术等，对各种组织和细胞成分进行精确分析。

（一）生物大分子的吸收光谱分析

分光光度技术是利用紫外光、可见光、红外光以及激光等测定物质的吸收光谱，并对物质进行定性、定量以及结构分析的技术。该方法使用的仪器为分光光度计，具有灵敏度高、测定速度快、应用范围广等特点。

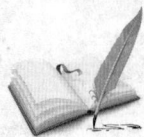

在中医药研究中，分光光度技术主要用于氨基酸、蛋白质、核酸等物质含量的测定、生物大分子的鉴定、酶活力测定以及酶促反应动力学研究、疾病的诊断及其中医药对细胞或体液中氨基酸、蛋白质、核酸等生物大分子含量的影响等。

（二）生物大分子的电泳与层析分离

电泳技术与层析分离技术均是包括组织细胞与体液中氨基酸、多肽、蛋白质、脂类、核苷、核苷酸及核酸等分离的重要研究方法，并可用于分析物质的纯度和分子量的测定等

1. 电泳与层析分离技术

（1）电泳技术　常用的电泳技术是纸上电泳、醋酸纤维素薄膜电泳、琼脂糖凝胶电泳、聚丙烯酰胺凝胶电泳、SDS聚丙烯酰胺凝胶电泳、聚丙烯酰胺梯度凝胶电泳、聚丙烯酰胺等电凝胶电泳、双向凝胶电泳等。

（2）层析技术　①凝胶层析技术，可用于脱盐、分离提纯、测定高分子物质的分子量、高分子溶液的浓缩等。②离子交换层析技术，主要用于分离氨基酸、多肽及蛋白质，也可用于分离核酸、核苷酸及其他带电荷的生物分子。③高效液相层析（HPLC）技术，是一项新颖快速的分离技术。具有分离能力强、测定灵敏度高、可在室温下进行、应用范围广等优点，对分离蛋白质、核酸、氨基酸、生物碱、类固醇和类脂等尤其有利。④亲和层析技术，可用于纯化生物大分子、稀释液的浓缩、不稳定蛋白质的贮藏、分离核酸等。

2. 在中医药研究中的应用　在中医药研究中，电泳技术用于中药材的鉴别及中医药对氨基酸、多肽、蛋白质、脂类、核苷、核苷酸及核酸等生物大分子调控效应的研究，如可利用蛋白质电泳、高效毛细管电泳技术获取指纹图谱，结合数理统计，分析寒、热中药中蛋白质规律性的差异，可为中药四性理论现代研究，提供实验依据。

层析技术的应用与发展，对于药用植物各类化学成分的分离鉴定工作具有重要作用。如中药丹参的化学成分在30年代仅从中分离到3种脂溶性色素，分别称为丹参酮Ⅰ、Ⅱ、Ⅲ。通过各种层析方法，迄今已发现15种单体（其中有4种为我国首次发现）；薄层层析法亦应用于中草药品种、药材及其制剂真伪的检查、质量控制和资源调查，对控制化学反应的进程，反应副产品产物的检查，中间体分析，化学药品及制剂杂质的检查，临床和生化检验以及毒物分析等，都是有效的手段。

（三）透析技术研究方法

透析技术是利用半透膜的选择性，在溶液里分离大分子和小分子的一种分离技术。透析常用于除去生物大分子（如蛋白质、核酸）中的小分子杂质。

微透析是一种以透析原理为基础的膜取样技术，可以对细胞间隙中内源性和外源性物质进行活体直接取样。这项技术最初应用于神经生理学领域，现在已经广泛应用到了包括脑、心、肺、肝、胆、肾、眼、皮肤、骨骼肌、脂肪甚至血液等几乎各种器官和组织。

在中医药研究中，透析技术主要可应用于中药药理学及针刺机理研究等方面。利用微透析技术可以连续观察目的部位局部的药效学变化，对药物的疗效进行评价，或者以此为依据阐述药物的作用机理。如针灸学研究方面，可利用微透析技术，将探针分别插入经络循行部位与其周围，观察经络循行部位有无特别的物质变化，以期试寻找经络的物质基础。另外，由于微透析探针的体积很小，对插入部位的影响也很小，在穴位的针刺过程中，在针灸针的旁边置入微透析探针，实时监测针刺穴位的物质变化，为针灸治疗提供观察依据。

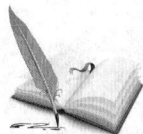

并可以用此方法观察不同深度的针刺、不同手法的针刺、不同数量的针刺对机体有怎样的调节作用等。

五、医学微生物学与医学微生态学研究方法

(一)医学微生物学与中医药研究

医学微生物学是研究医学微生物的形态、结构、生命活动规律以及与人类机体相互关系的学科。微生物与人类疾病的关系是医学界所关注的焦点,因此,就与疾病的关系而言,医学微生物大概可以分为两大群体,即对人体有益的共生微生物 – 正常微生物群;引起人类疾病的有害的寄生微生物 – 病原体。同时随着环境条件的改变,正常微生物群也可转变为病原体,此时它们就称为机会病原体,或条件病原体。抗微生物活性测定是治疗方案及药物研发重要内容之一。

1. 抗微生物活性测定常用方法

(1)常规筛选方法　琼脂扩散法是一种最常用的抗生素初筛法。直接在琼脂培养基上培养供试菌,产生的抗生素在琼脂中扩散,加入指示菌后测量抑菌圈直径和菌落直径比值。根据比值的大小检出活性菌株。

(2)定靶筛选法　以抗生素作用机理及耐药机理设计的筛选模型。如细菌细胞壁合成抑制剂的筛选、细菌叶酸代谢抑制剂的筛选及蛋白质合成抑制剂的筛选等。

(3)生物芯片技术　在经药物处理的细胞与未处理的细胞之间比较基因表达情况,找出两者之间的差异变化,从而推断出药物作用机制,评价其活性与毒性,进而寻找药物作用靶点或找到新的药物,具有快速及准确的优势。应用 DNA 芯片还可直接筛选特定的基因文库以寻找药物的作用靶点。

(4)高通量筛选　高通量筛选技术是将化学、基因组研究、生物信息,以及自动化仪器等先进技术,有机组合成一个高程序、高自动化的新模式,它以微板形式作为实验工具载体,以自动化操作系统执行实验过程,以灵敏快速的检测仪器采集实验数据,以计算机对数以千计的样品数据进行分析处理,从而得出科学准确的实验结果和特色效用。创造了发现新药的新程序。由于该技术具有快速、高效等特点,因而成为新药发现的主要手段。主要技术有:①光学测定技术;②放射性检测技术;③荧光检测技术;④多功能微板检测系统等。

(5)虚拟高通量筛选　是通过计算机构建或利用现有生物大分子三维模型,利用超级计算机的高速运算,对结构化合库中的上百万个甚至更多的化合物进行筛选,计算分析其与生物大分子的结合程度等相互作用信息并打分,选取打分较高的一定量化合物作为备选先导化合物,进行生物筛选等深入开发。虚拟筛选极大地减少了药物筛选的工作量、时间与投入,并提高了筛选的效率和准确性,虚拟筛选能完成的某些操作,如多条件和限制筛选更是传统方法无法进行的。

2. 中医药研究中的应用　通常认为中医学说中的"外邪"即指病原微生物的感染,中医临床的"六经传变"与"卫气营血传变"规律就是对感染性疾病临床变化规律的一种系统总结,有许多方面与现代医学微生物学的致病性相契合。在中医的临床实践中,形成了许多抗微生物感染的方药,为人类与致病微生物的斗争提供了许多极为宝贵的药用资源。

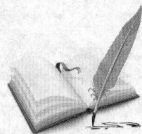

更为难能可贵的是，中药学最早将微生物资源直接纳入了药材领域与制药过程，如灵芝、冬虫夏草等真菌的药用，以及六曲的制作等。

近年来研究证实许多中草药具有一定的抗菌效能，可用于治疗许多由细菌和真菌引起的感染性疾病。它们具有抗菌谱广、毒性低、过敏反应少及可以联合应用等优点。关于中草药的抑菌机制非常复杂和多样化，目前所之甚少。可能是一方面通过中草药中含有的抗菌物质如小檗碱、大蒜素、大黄酸、鱼腥草素等植物杀菌素直接作用于微生物；另一方面通过调动机体的免疫系统来杀灭微生物。

有资料证明小檗碱可与细菌 DNA 形成复合物，影响 DNA 的复制，抑制蛋白质合成。黄芩对蛋白质、RNA 的合成，菌体氨基酸的增长有抑制作用，对细菌的丙酮酸 - 谷氨酸的转移也有明显抑制作用。大黄酸和大黄素对金黄色葡萄球菌的呼吸，RNA、DNA 和蛋白质的合成有很强的抑制作用。大蒜素还可影响菌体内重要的氧化还原反应。

（二）医学微生态学与中医药研究

研究人体与其内环境的微生态平衡、微生态失调及微生态调整的学科称为医学微生态学，是医学微生物学的一个重要分支。其研究范围包括微生物与人体的相互关系与相互作用的规律。

人与哺乳动物在出生时是无菌的，出生后很快被微生物定植，通过演替过程，在体表和与外界相通的腔道形成一个正常的微生物群落，这一微生物群落可伴随终生，直至宿主死亡。据统计，一个成年人大约有 10^{13} 个细胞，而其体表与体内携带的正常微生物数量竟达 10^{14} 个，即机体所携带的微生物细胞数量是其自身细胞数量的 10 倍。这样庞大的正常微生物菌群以一定的种类和比例存在于机体的特定部位，参与了机体的生命活动，与宿主细胞进行着物质、能量和基因的交流，在宿主的生长发育、消化吸收、生物拮抗及免疫等方面发挥着不可替代的生理功能，共同维持着生命过程。通常把这些在人体各部位经常寄居而对人体无害的微生物称为正常微生物群（normal flora）。而由正常微生物群所构成的人体内环境则称为微生态系（microbial ecosystem）。

分布在消化道、呼吸道、口腔、泌尿生殖道及皮肤的正常微生物群在数量及种类比例上维持稳定状态，与宿主和环境相互依赖、相互作用形成平衡，维持机体的健康，称为微生态平衡（microeubiosis）。不同年龄，不同发育阶段，不同种属，不同生态空间都有其特定的生态平衡。在外环境影响下，正常微生物群之间以及正常微生物群与其宿主之间的微生态平衡由生理性组合转变为病理性组合的状态，即为微生态失调（microdysbiosis）。微生态失调常可致使疾病的发生。

1. 肠道微生物多样性的研究方法及应用　由于肠道微生物多为厌氧菌和兼性厌氧菌，所以传统的培养法只能培养出约 40% 的微生物，影响检测结果的真实性。随着研究技术的进步，关于肠道微生物的研究方法也在飞快地发展，从分子生物学方法、微阵列技术，到 16S rRNA 测序、宏基因组测序，再到相关组学的研究，都极大地促进了对肠道微生物的研究，而且各种力一法的结合也促进了相关研究的进程及提高了结果的可靠性。

（1）分子生物学方法　目前应用于肠道微生物多样性的分子生物学研究方法包括：变性梯度凝胶电泳（DCCE）、末端限制性片段长度多态性（T - RFLP）、荧光原位杂交技术（FISH）和实时荧光定量 PCR（RT - PCR）技术。

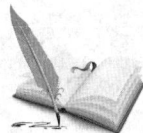

DCCE 的优点是快速，并且可以同时分析多个样本，可以直观地给出物种丰度的视觉差别，但其对于菌落中较少的细菌种群检测灵敏度较差；T‐RFLP 的优点是可以检测微生物群落中较少的种群，灵敏度比 DCCE 高，但其操作烦琐，检测周期长，成本高昂；FISH 和 RT‐PCR 可以针对特定已知的微生物种群设计探针或者引物，分析一种或几种微生物种群，但不能直观分析全部微生物的种类。

（2）高通量测序技术　分析不同疾病肠道菌群种类差异高通量测序技术是利用细菌的 16S rRNA 具有保守序列和特异序列的特点进行测序，目前主要是指二代测序技术，该方法可以检测已知甚至未知的微生物种类，也可以检测到低丰度的细菌，进而可以全面、系统地通过 α 多样性和 β 多样性进行组内和组间的多样性分析，因此可以更好的发现菌群结构差异。相对前面的几种方法，其结果准确度更高，所以是目前肠道微生物领域应用最为广泛的方法。

2. 微生物功能的研究方法　虽然分子生物学技术和 16S rRNA 技术大大提高了对肠道微生物群组成的认识，并且能够比较健康人和各种疾病病人间肠道微生物的差异，但还没有回答最重要的问题，就是相应改变的微生物模式与疾病状态之间的关联。这方面的探究对于指导未来相关疾病的治疗意义更大。

（1）宏基因组法筛选差异基因以及检测特定基因　宏基因组通过分析微生物的全部基因组，把它看作一个整体进行研究，可以发现基因差异和微生物差异代谢途径。这种对特定基因的宏观分析，可以更好地研究某些关键基因在不同疾病和不同区域间的差异，并且可以寻找关键功能性基因。

（2）宏蛋白质组学研究肠道菌群功能的差异　宏蛋白质组学是在特定时间，通过质谱法来检测环境微生物群完整的蛋白质组成，其可以将肠道菌群蛋白的差异表达与肠道菌群功能联系起来，以达到预测菌群功能差异的作用。虽然宏基因组学已经提供了大量肠道微生物群的功能信息，但是这些基于基因组的方法仅能预测潜在的功能。宏蛋白质组学可以直接说明肠道菌群的功能，其检测出的一些特异的蛋白质可以作为疾病诊断、预后和治疗的生物标志物。但是宏蛋白质组学对于一些低丰度蛋白质的检测能力有限，也容易受到饮食等其他因素的干扰。

（3）代谢组学研究肠道菌群代谢能力对疾病的影响　代谢组学是对生物体内所有代谢物进行定量分析，并寻找代谢物与生理病理变化的相对关系的研究方式，其研究对象大都是相对分子质量 1 500 kD 以内的小分子物质，主要技术手段是核磁共振、质谱、色谱及色谱质谱联用技术，代谢组学可以分析肠道菌群代谢能力对疾病的影响。由于肠道微生物有强大的代谢能力，其代谢产物的作用不可忽视，所以在肠道微生物领域，相关疾病结合代谢组学的研究是常用的一个组合方法，可以反映肠道菌群在代谢方面对疾病发生和发展的影响。

（4）多组学结合多角度研究　不同组学有不同的研究角度，基因组学可以发现差异基因，比较特定基因；蛋白组学可以分析肠道菌群功能与疾病的关系；代谢组学则将重点放在肠道菌群代谢物上。通过结合多种组学可以深层次、多角度的观察肠道菌群与疾病的关系。

3. 中医药研究中的应用　著名微生态学家魏曦教授在《微生态学刍议》一文中写道：中医的四诊八纲是从整体出发，探讨人体平衡和失调的转化机制，并通过中药使失调恢复

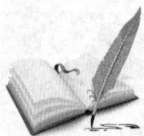

平衡，因此，微生态学很可能成为打开中医奥秘大门的一把金钥匙。中医药学认为"脾为后天之本"，即为后天水谷运化中心，医学微生态学证实人体肠道菌群占全身菌群数量的65%以上，即也是人体微生态的主体、中心。研究表明，中草药多种有效成分正是通过肠道细菌的作用，调节人体微生态环境，使之达到平衡，才能发挥药效，从而使人体恢复健康，中草药药效的发挥依赖于肠道正常微生物群的酶代谢作用。

经过动物实验及临床观察证明，部分补益类中草药具有扶植正常菌群生长，调节菌群失调，提高定植抗力的作用，起到益生元的效果。中医研究院中医研究所，观察到了四君子汤，对大黄造成的脾虚小鼠，具有调整菌群失调的作用。佳木斯大学医学院微生态学研究协作组，发现扶正固本丸、扶正口服液、六君子汤、等中药复方煎剂以及人参、党参、灵芝、阿胶、五味子、等有扶植正常菌群生长的作用。近年来还发现中药微生态调节剂对细菌易位有明显的控制作用，例如六君子汤在调整实验大鼠菌群失调作用机制中发现具有抑制肠道菌易位作用。

六、分子生物学研究方法

分子生物学是从分子水平上研究生命现象物质基础的学科，主要研究细胞成分的物理、化学的性质和变化以及这些性质和变化与生命现象的关系，如遗传信息的传递，基因的结构、复制、转录、翻译、表达调控和表达产物的生理功能，以及细胞信号的转导等。随着人类基因组计划的顺利完成，分子生物学研究发展到基因组及后基因组时代，各种组学技术的发展加快了中医药领域中科学研究的进程，同时也带动和促进了许多新技术、新方法的发展。

（一）DNA 体外扩增

1. DNA 体外扩增技术 DNA 体外扩增主要为聚合酶链反应技术（polymerase chain reaction，PCR），是体外酶促合成特异 DNA 片段的一种方法，不仅可用于中药及动物细胞基因分离、克隆和核酸序列分析等基础研究，还可用于中药鉴定及疾病的诊断等。随着 PCR 技术的发展，许多 PCR 新技术近年来已在中药研究中得到了广泛应用，如逆转录 PCR（RT‑PCR）、定量 PCR、重组 PCR、反向 PCR、免疫 PCR、不对称 PCR、荧光定量 PCR、实时定量 PCR、原位 PCR 等。

2. 在中医药研究中的应用 PCR 技术在中医药实验研究和临床检测中已得到广泛的应用。如可用于检测与恶性肿瘤发生有关的突变基因及中医药的干预调节效应，可用于中医不同治法对信号通路多基因表达差异的研究，研究中医常用处方及配伍的疗效及其分子机制等。在中药鉴定上，PCR 技术能以其准确、无误、迅速、简捷检测结果，鉴定中药材的道地性及品质等。

（二）原位杂交与核酸蛋白印迹研究

1. 原位杂交与核酸蛋白印迹技术

（1）原位杂交技术 简称原位杂交（in situ hybridization，ISH），是将分子杂交与组织化学相结合的一项技术。由于原位杂交不需要从组织中提取核酸，对于组织中含量极低的靶序列有极高的敏感性，并可完整地保持组织与细胞的形态，所以更能准确地反映出组织细胞的相互关系及功能状态。根据所用探针和靶核酸的不同，原位杂交可分为 DNA‑DNA

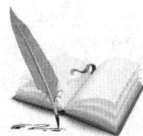

杂交、DNA – RNA 杂交和 RNA – RNA 杂交三类。

（2）印迹技术　①DNA 印迹术又称为 Southern blotting，是检测 DNA 结构及其差异的经典技术，主要用于基因组 DNA 的定性和定量分析，亦可分析重组质粒和噬菌体，基因突变和缺失的分析及限制性片段长度多态性分析等。②RNA 印迹技术又称 Northern blotting，主要用于检测某一组织或细胞中已知的特异 mRNA 的表达水平，也可以比较不同组织和细胞中的同一基因的表达情况。③蛋白质印迹术或免疫印迹技术又称 Western blotting，用于检测样品中特异性蛋白质的存在、细胞中特异蛋白质的半定量分析以及蛋白质分子间的相互作用研究。④斑点及夹缝印迹杂交，可用于基因组中特定基因及其表达的定性和定量研究，其优点是简单、快速，可在同一张膜上进行多个样品的检测，常以此法确定最佳探针浓度。此法可同时检测同一样品中多个基因状态；但其缺点是不能鉴别所检测核酸的分子质量，特异性不高，有一定比例的假阳性。⑤菌落原位杂交法，该法可用于基因工程研究中 DNA 重组体的筛选和临床标本的检测。

2. 在中医药研究中的应用　原位杂交技术在中医药研究应用，涉及中药细胞及机体组织细胞特定核酸在染色体中的精确定位、观察特定基因在细胞中的表达水平、确定组织中有无特异性的细菌及病毒等病原体的感染及中医药在核酸水平的干预效应等。

印迹技术在中医药研究中已广泛应用于中药品种的改良、判断某一中药对某一已知基因转录的调控作用等。如应用印迹技术研究已证实，中药具有对 DNA 损伤后的修复作用，中药不同品种在其基因组 DNA 序列中有特殊的序列结构，中医不同治法调节大鼠肝癌相关基因转录水平上有差异等。

（三）基因组学与蛋白质组学研究

基因组是单倍体细胞核内的全部 DNA 分子，又称核基因组。此外，还有线粒体基因组和叶绿体基因组。基因组学技术，是指对所有基因进行基因组作图、核酸序列分析、基因定位和基因功能分析的技术研究。蛋白质组是指一个细胞或一个组织的基因组所表达的全部蛋白质。蛋白质组学技术是指应用各种技术从整体水平上研究蛋白质组的表达及功能模式。

1. 基因组学与蛋白质组学技术

（1）基因组研究内容及技术　①结构基因组学，是以全基因组测序为目标，搞清楚基因组中全部基因的位置和结构，为基因功能的研究奠定基础。其常用的技术有脉冲场凝胶电泳（PFGE）、毛细管电泳、cDNA 末端快速扩增（RACE）技术、基因芯片技术、全基因扫描和测序技术、荧光原位杂交（FISH）技术、辐射杂种细胞系（RH）技术等。②功能基因组学，又被称为后基因组是以基因功能鉴定为目标的研究，是从基因组信息与外界环境相互作用的高度，阐明基因组的功能。功能基因组学研究的内容包括人类基因组 DNA 序列变异性研究、基因组表达调控的研究、模式生物体的研究和生物信息学的研究等。其常用的技术有基因表达系统分析技术（SAGE）、cDNA 微阵列、大规模 SNP 检测与分析技术、cDNA 芯片技术、单链构象多态性（SSCP）技术、变性梯度凝胶电泳（DGGE）技术等。基因功能信息的提取和鉴定，包括人类基因突变体的系统鉴定；基因表达谱的绘制；"基因改变 – 功能改变"的鉴定；蛋白质水平、修饰状态和相互作用的检测。

（2）蛋白质组学技术　蛋白质组学技术可分两大类：①蛋白质组的分离技术，常用的

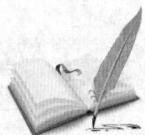

技术有双向凝胶电泳技术、细胞分级分离技术、层析分离技术和非凝胶技术等，其中双向凝胶电泳技术具有较高的灵敏度和分辨率，是目前最有效的分离技术，也是蛋白质组技术的核心，可分离细胞内提取的复杂蛋白质混合物；②蛋白质组的鉴定技术，常用的技术有质谱技术、蛋白质芯片技术、噬菌体显示技术和大规模双杂交技术等，其中质谱技术以其快速、准确、灵敏而成为蛋白质组最重要的鉴定技术，可对经过双向电泳分离的目标蛋白质进行鉴定与分析。

2. 在中医药研究中的应用　中医药对机体功能状态的调节过程，涉及到分子、细胞、组织、器官、整体多个层面，对多层面的系统关联性研究正是基因组学和蛋白质组学研究的主要内容。中医认为疾病的发生主要是人体整体功能的失调，证候是疾病发展过程某一阶段的病机概括，是机体内因和环境外因综合作用的机体反应状态，并随着病程的发展而发生相应变化。证候既然是有规律的病理表现，可反应在基因组水平上，通过对疾病的中医症候基因组学特征的研究，探索疾病、症候、基因组学之间的关系。从同一疾病不同证候和同一证候不同疾病的基因表达谱差异比较中寻找证候的共同性和差异性，建立一个"证候－基因表达谱"，从而揭示中医证候的科学内涵，并为其客观化诊断提供依据和方法。

中医药调节机体会引起从遗传信息到整体多个层面的结构与功能状态的改变，调节这些层面的结构与功能的本质是基因，而直接的作用者主要是蛋白质。因此，以蛋白质表达为指标，以蛋白质调控改变和功能修饰为研究方向，进行中药复方有效部位或有效成分多组分、多环节、多靶点治疗作用的研究，为中医药研究提供了新的思路。

蛋白质组学技术在中医药研究中的应用，目前大致可以归纳为两类：中医药对某一已知蛋白表达调整作用的研究；中医药对若干已知或未知蛋白表达水平的调整作用。蛋白质组学技术能通过对用药前后组织或细胞的差异蛋白质组展示来评价中药的药效，而且还可以针对其中特异表达或差异表达显著的蛋白点进行更深一步的后续质谱鉴定研究，确定药物作用的靶蛋白。

另外，基因组学、蛋白质组学技术也已广泛应用于天然动、植物中药，包括稀有物种、名贵物种的保护、鉴别、优化等。如在中药资源方面，大多中药材中有效成分往往含量甚微，可通过功能基因组和蛋白质组研究，对生物体中影响有效或毒性成分合成的关键基因进行调控，促进其表达，提高目标产物的产量，降低毒性成分和非有效成分含量，甚而实现单独生产有效成分等。

（四）生物芯片

1. 生物芯片技术　生物芯片可分为基因芯片、蛋白质芯片、肽芯片、细胞芯片、组织芯片、物种鉴定和基因组分型芯片、药物芯片技术等，前两种芯片技术目前在中医药研究中应用最为广泛。

（1）基因芯片技术　是同步、高效、快速和低成本检测和分析大量基因的技术。基因芯片根据功能不同，可分为基因表达谱芯片和 DNA 测序芯片；根据固定在固体表面的核酸分子的类型不同可分为寡核苷酸芯片和 cDNA 芯片；根据用途不同可分为分析芯片、检测芯片和诊断芯片等。

（2）蛋白质芯片技术　是一种高通量的蛋白质功能分析技术，可用于研究蛋白质表达谱分析，蛋白质与蛋白质的相互作用，甚至 DNA－蛋白质、RNA－蛋白质的相互作用，筛

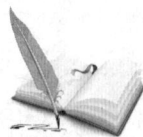

选药物作用的蛋白质靶点等。

2. 在中医药研究中的应用　生物芯片技术具有其他传统的研究方法无法比拟的优势，在中医药有效疗法及药物筛选方面，生物芯片可用于发现药物靶标、多靶位同步高通量药物筛选、药物作用分子机理研究、药物活性及毒性评价、新药开发等；中药学研究方面，用基因芯片技术研究中药代谢以及中药鉴定，用基因表达差异谱数据库筛选现代中药、中药良种选育等；临床研究方面，生物芯片有助于在发现新基因、基因诊断、中药给药个性化等方面取得突破。

生物芯片技术有望将中药与现代基因组学的疾病相关基因表达和现代药物学化学物质的作用在功能上统一起来，在基因表达水平上解释中药理论和中药的作用机制。这样可使中药成为作用机制明确、物质基础清楚的药物，使中药理论成为人们可以普遍接受的国际医药学语言，使中药从根本上实现现代化、国际化，为中药现代化研究提供了一个全新的思路和方向。

七、系统生物学研究方法

系统生物学是研究生物系统中所有组成成分（基因、mRNA、蛋白质等）的构成，以及在特定条件下这些组分间的相互关系的科学。其研究的主要内容为系统结构及相互作用、系统的动态特征、系统控制及规律和系统设计4个方面。①系统结构及相互作用：明确系统组分的内涵和组分间的相互作用，包括基因与信号转导、代谢通路相关的蛋白质相互作用的调控关系，有机体、细胞、细胞器、染色质以及其他组分的物理结构和组分所构成的网络拓扑关系。②系统的动态特征：研究系统随时间、空间改变而产生的行为。③系统控制及规律：应用来自系统结构和行为的研究结果，建立一个控制生物学系统状态的模型算法。④系统设计：构建设计一个为治愈疾病提供方法指导的生物学系统。

系统生物学研究最基本的方法是组学实验和理论计算。组学实验方法就是应用各种组学技术检测系统内所有成分，并通过干扰实验获得参与生命活动过程各种成分在各个层面的信息。理论计算方法就是通过数学、逻辑学和计算科学模拟的手段，对真实生物系统的还原，将组学实验方法获得的各种生物信息转换为数字化信息，变成不同学科的共同语言；进行归纳和数学建模，建立生物系统的理论模型，提出若干假设，然后对构建的模型进行验证和修正，进行全面系统的干扰整合。通过对系统进行人为扰动，不断获得信息变化与功能改变之间的相互关系，进而不断调整假设的理论模型，使之更加符合真实的生物系统。

各种组学技术如基因组学、转录组学、蛋白组学、代谢组学、糖组学、相互作用组学、表型组学和生物信息学等，是系统生物学的技术平台。

（一）转录组学研究

转录组即一个活细胞所能转录出来的所有 mRNA。研究生物细胞中转录组的发生和变化规律的科学就称为转录组学。目前用于转录组数据获得和分析的方法主要有基于杂交技术的芯片技术包括 cDNA 芯片和寡聚核苷酸芯片，基于序列分析的基因表达系列分析（SAGE）和大规模平行信号测序系统（MPSS）。

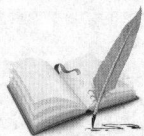

在中医药研究中，SAGE 可获得完整转录组学图谱、发现新的基因及其功能、中药作用机制和通路等信息。MPSS 能在短时间内检测细胞或组织内全部基因的表达情况。

（二）代谢组学研究

代谢组是生物体内源性代谢物质的动态整体。代谢组学是研究生物体系（细胞、组织或生物体）受外部刺激后所产生的所有代谢产物种类、数量及变化规律的科学。它是以生物整体、系统或器官的内源性代谢物质的代谢网络为研究对象，建立以各种分析手段包括核磁共振、气相色谱–质谱（GC–MS）、超高效液相色谱–质谱、气相色谱–飞行时间质谱联用、高效液相色谱–飞行时间质谱联用等超微量、超并行和超灵敏的代谢分析技术体系和相应的模式识别技术体系。

在中医药研究中，代谢组学常用于中医药学理论体系的研究、中医症的变化与机体内物质代谢的途径和代谢状况关系的研究、中医药疗效的整体评价、中药毒性评价、中药新药的开发等。

（三）生物信息学

由生物学、计算机科学以及应用数学等学科交叉形成生物信息学。生物信息学利用计算机科学技术，结合生物学、数学、物理学、化学、信息学和系统科学等理论和方法，通过高容量的数据库、繁多的搜索系统、快速的网络通讯和分析工具对生物信息资源进行收集、存储、分析、利用、共享、服务、研究与开发。

中医药的研究与生物信息学相结合，将有可能从系统的角度诠释中医药多靶点、平衡调理、标本兼治的治病机理和分子机制，为中医药研究提供新的思路。

（四）网络药理学研究

网络药理学（network pharmacology）理论在 2008 年由 Hopkins 提出，是一种以系统生物学（system biology）和多向药理学（polypharmacology）为基础，对生物系统网络与药物作用网络进行分析，它是需要选取特定的信号节点（nodes）进行多靶点药物分子设计的一门新兴学科。网络药理学内容涉及系统生物学、网络生物学分析、基因的连接性和冗余度以及基因的多效性等。它基于"疾病–基因–靶点–药物"相互作用网络，同时整合基因网络库、疾病网络库、蛋白网络库和药物网络库等现有数据，结合实验中的具体数据，通过专业网络分析和软件，从网络的层面整体的观察药物对疾病的影响和干预，期望达到降低毒副作用和提高临床疗效的效果。

中医药的主要特点是整体观、辨证论治和方剂，这与网络药理学具有一定的共同性。它们均注重整体的研究，重视药物干预或者疾病因素下机体网络系统的整体反应。目前，网络药理学已经被应用于复杂疾病的发病机制、新药发现、药物的靶点鉴别及通路研究等领域。国内学者已将该方法应用于中药复方配伍规律的阐释、活性成分筛选、中医症候研究、复方优化、新药开发和药物–症候研究等，取得了一系列研究进展。网络药理学为中药复杂体系研究提供了强有力的方法和工具，将网络生物学的研究手段用于中药作用机制的研究，能够在分子网络水平揭示中药的科学内涵，为中医药的现代化研究提供助力。

八、细胞模型与模式生物的应用

标准化的人类疾病细胞模型、模式生物疾病模型的复制对于探明疾病的病因、发病机

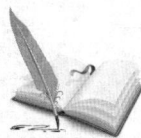

制及防治药物的研究与开发均具有重要的意义，它是中医药发展的基础和条件，也是中医药研究的重要载体和手段。

（一）细胞模型与中医药研究

现代生物学证明人类的大部分疾病是由于细胞内多分子的病变造成的。细胞作为生命体的基本功能单位，其内部的各种信号通路和调控系统是解析中草药多组分多靶点机制的一个有效生物系统。随着分子生物学地发展，构建了大量适合中药筛选和机制研究的细胞模型，把细胞模型应用于中药研究是中药现代化研究中的一个重要的切入点。

1. 肿瘤细胞模型的选择　人结肠癌细胞（Caco - 2 细胞）模型是最近十几年国内外广泛采用的一种研究药物肠吸收的体外模型，已经成为研究药物摄取、转运等机制的有效工具。Caco - 2 细胞模型在阐明中药的吸收机制，预测体内吸收、代谢和药物相互作用，为中药新剂型的设计、中药新制剂的研制提供依据。中药因具有扶正固本、清热解毒和活血化瘀等功效能够诱导肿瘤细胞凋亡、抑制增值等。当前治癌中药的筛选及机制研究主要在细胞水平上，具有大量的细胞模型，如 AsPC - 1 和 BxPC - 3 胰腺癌、HT - 29 和 HCT - 15 结肠癌细胞、MDA - MB - 231 和 MCF - 10A 乳腺癌细胞、Hela 人宫颈癌细胞、TMK - 1 和 A549 肺癌细胞等。

2. 糖尿病相关细胞模型的选择　对于糖尿病发病机制的深入研究以及中药降糖的筛选和作用机制研究，体外研究模型集中在糖尿病胰岛素细胞模型和胰岛 B 细胞模型。其中糖尿病胰岛素细胞模型包括 HepG2 细胞、3T3 - L1 前脂肪细胞和 L6 成肌细胞等；胰岛 B 细胞模型有原代胰岛细胞模型、HIT 细胞系模型和 RIN 细胞系模型等。

3. 神经性疾病相关细胞模型的选择　在神经性疾病的病理机制研究及中药筛选中构建了大量的细胞模型，如帕金森（PD）模型中 6 - OHDA 诱导的 PC12 细胞、MPTP 诱导的 PC12 细胞和蛋白酶体抑制剂诱导的 PC12 细胞；阿尔兹海默症（AD）模型的 pcDNA3.1/ APP 质粒稳定转染 HEK293 细胞、$A\beta 25 - 35$ 或 H_2O_2 损伤的 PC12 细胞；难治性癫痫（IE）细胞模型和缺血性脑血管病（ICVD）细胞模型等。

4. 干细胞与中医药研究　骨髓间充质干细胞（BMSCs）是人们在哺乳动物的骨髓基质中发现的一种具有分化形成骨、软骨、脂肪、神经及成肌细胞的多种分化潜能的细胞亚群。它们对骨髓中的造血干细胞（HSC）不仅有机械支持作用，还能分泌多种生长因子（如 IL - 6、IL - 3 及 SCF 等）来支持造血。BMSCs 具有良好的多向分化潜能，能提高组织再生修复能力，导入外源基因，低免疫源性等优良特征，已被认为是除了胚胎干细胞外可用于临床细胞学治疗的最佳干细胞之一。在骨科、心脏病学、血管外科等领域都取得了显著进展，同时也已成为理想克隆载体基因转染靶向性治疗肿瘤等。一方面因 BMSCs 数量少、体外扩增培养体系不够理想限制了其临床广泛应用；另一方面在干细胞生存的微环境中，由于某些成分及信号通路发生改变，会导致干细胞出现遗传信息的丢失或更改，严重时甚至可以导致正常干细胞转变成恶性肿瘤细胞。中医学认为 BMSCs 应是"精"在骨髓中细胞层面的存在形式，基于"肾主骨生髓"理论可选择补肾类方药促进骨髓间充质干细胞增殖并参与神经系统类疾病功能修复；同时可依据扶正祛邪、活血化瘀治则，选择益气、活血、化瘀类中药提高 BMSCs 在化学、辐射、炎性刺激以及与肿瘤共培养体系中的遗传稳定性，继而筛选有效方药或组分，推动中药联合 BMSCs 的临床推广应用。

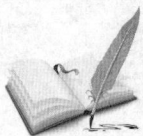

（二）模式生物与中医药研究

1. 模式生物的选用 生物学家通过对选定的生物物种进行科学研究，用于揭示某种具有普遍规律的生命现象，这种被选定的生物物种就是模式生物。模式动物可在一定程度上模拟人类疾病的疾病模型，已成为了解人类疾病的最好的途径。

模式生物在科学研究中的优点是：①有利于回答研究者关注的问题，能够代表生物界的某一大类群；②对人体和环境无害，容易获得并易于在实验室内饲养和繁殖；③世代短、子代多、遗传背景清楚；④容易进行实验操作，特别是具有遗传操作的手段和表型分析的方法。在医学研究中最常见的模式生物有逆转录病毒、大肠杆菌、酵母、秀丽线虫、果蝇、斑马鱼、小鼠等。

在中医药实验研究中，必须根据实验动物的特点及实验目的选用符合要求的动物。一般来说，要选用与人类的机能、代谢及疾病特点相近似的动物；选用解剖生理特点符合实验目的的动物；选用遗传背景明确、具有已知菌丛或无菌动物；选用具有某些特殊反应的动物等。利用众多符合中药作用特点的模式动物线虫、果蝇、小鼠、大鼠等，对中药进行多指标活性评价及筛选，这不仅符合中药药理作用的多靶性、多重调节等特点，也体现了中医的整体观，可大大提高中药研发的效率。在中药的开发研究中，根据模式动物的特点选择特定模式动物。例如线虫广泛应用于发育、衰老及代谢疾病的研究；果蝇主要用于发育、衰老、神经调控机制及基因功能发现等研究。小鼠和大鼠广泛应运用生理、病理、基因操作和功能研究。运用分子生物学手段，引入相关致病因子从而模拟相关病理特征。大量疾病模型如糖尿病、神经退行性疾病和心脏病等可利用转基因技术在线虫、果蝇和小鼠中构建。也可利用病理实验在小鼠和大鼠中构建肿瘤、糖尿病和成瘾等疾病模型。

另外还应了解："卫气营血"、"血瘀"模型可选用家兔、大鼠；"寒证""热证"模型常选用雌性大鼠；"血虚""脾虚"模型常选用雄性大鼠或小鼠；"肝郁"模型常选用大、小鼠；"阳虚""阴虚"模型常选用雄性小鼠；"脉微欲绝"模型常选用猫；"气虚"模型可选用家兔；"里实"模型常选用狗来进行。

下面分别按照药物研究的疾病系统简述模式生物的选择。

（1）神经系统 ①促智药研究一般使用健康成年小鼠和大鼠。除非特定需要，一般不选用幼鼠或老年鼠。②抗痛药研究一般选用健康成年小鼠或大鼠，且以雄性为宜。镇痛药研究需在整体动物上进行，常用成年小鼠、大鼠、兔，必要时也可用豚鼠、犬等。一般雌雄兼用，但在热板法或是跖刺激法试验中，不用雄性动物，因为雄性动物的阴囊部位对热敏感。③解热药研究首选家兔，因为家兔对热原质极敏感。当然，家兔的品种、年龄、实验室温度、动物活动情况等不同，都对发热反应的速度和程度有明显影响，应按我国药典中有关规定进行。此外，也可用大鼠进行试验。④镇静催眠药研究一般选用健康成年小鼠，便于分组实验。⑤神经节传导阻滞影响的药物研究时，首选动物是猫，最常用的是颈神经节，因其前部和后部均容易区分；研究药物对神经-肌肉接头的影响时，常用动物是猫、兔、鸡、小鼠和蛙；在对影响副交感神经效应器接点的药物进行研究时，首选动物是大鼠。

（2）心血管系统 ①抗心肌缺血药物研究可选用犬、猫、家兔、大鼠和小鼠。②抗心律失常药物研究可用豚鼠，因小鼠不便操作不宜选用。③降压药物研究一般选用犬、猫、豚鼠，也可用兔，一般不宜用大鼠，因为它对强心苷和磷酸二酯酶制剂的强心反应不敏感。

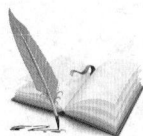

④降血脂药物研究一般选用大鼠、家兔，尤其是遗传性高脂血症 WHHL 兔；抗动脉粥样硬化药物研究目前缺乏理想的模型动物，一般可选用家兔、鹌鹑；这两种动物对高脂日粮诱发脂代谢紊乱极为敏感，动脉粥样硬化极易形成，但是家兔是草食性动物，鹌鹑属鸟类，其动脉粥样硬化发病部位及病理改变情况与人类不一致。⑤抗血小板聚集药物研究一般选用家兔和大鼠，个别试验选用小鼠。为避免动物发情周期影响，宜用雄性动物。⑥抗凝血药物研究常用大鼠和家兔，也可用小鼠、豚鼠或沙鼠等，以雄性动物为宜。

（3）呼吸系统　①镇咳药筛选的首选动物是豚鼠，因为豚鼠对化学刺激或机械刺激都很敏感，刺激后能诱发咳嗽，刺激其喉上神经亦能引起咳嗽。猫在生理条件下很少咳嗽，但受机械刺激或化学刺激后易诱发咳嗽，故可选用猫用于刺激喉上神经诱发咳嗽，在初筛的基础上进一步肯定药物的镇咳作用；犬无论在清醒还是在麻醉条件下，化学刺激、机械刺激或电刺激其胸膜、气管粘膜或颈部迷走神经均能诱发咳嗽，犬还对反复应用化学刺激所引起的咳嗽反应较其他动物变异小，故特别适合于观察药物的镇咳作用持续的时间；兔对化学刺激或电刺激不敏感，刺激后发生喷嚏的机会较咳嗽为多，故兔很少用于筛选镇咳药。小鼠和大鼠给予化学刺激虽能诱发咳嗽，但喷嚏和咳嗽动作很难区别，变异较大，特别是反复刺激时变异更大，实验可靠性较差。②支气管扩张药物研究最常用的动物是豚鼠，因其气管平滑肌对致痉剂和药物的反应最敏感。药物引喘时，选用体重不超过 200 g 的幼龄豚鼠效果更佳。大鼠某些免疫学和药理学特点与人类较接近，如大鼠的过敏反应由 IgE 介导，大鼠对色甘酸钠反应较敏感。因此，大鼠气管平滑肌标本亦常被选用。另外，大鼠气管平滑肌对氨酰胆碱也较敏感，但对组胺不敏感。③祛痰药研究一般选用雄性小鼠、兔或猫，用来观察药物对呼吸道分泌的影响。单纯观察对呼吸道粘膜上皮纤毛运动影响的试验中，可采用冷血动物蛙和温血动物鸽。家兔因气管切开时容易出血，会影响实验结果，不宜采用。

（4）消化系统　①胃肠解痉药物研究可用大鼠、豚鼠、家兔、犬等，雌雄均可。②催吐或止吐药一般选用犬、猫、鸽等。

（5）泌尿系统　利尿药物或抗利尿药物的研究一般以雄性大鼠或犬为佳。

（6）内分泌系统　肾上腺皮质激素类药物研究可选用大鼠、小鼠，雌雄均可。但做有关代谢试验时，宜选用雄性动物，便于收集尿样。H1 受体激动药物或阻断药物研究的首选动物是豚鼠，其次为大鼠，雌雄各半。

（7）精神药物　抗焦虑药研究一般选用成年健康小鼠、大鼠、兔等。长期实验以选用雄性动物为好，因为雄性动物耐受性强。抗抑郁药可选用小鼠、大鼠，其次为犬、猪。

（8）计划生育药物　终止中期妊娠药物或子宫收缩药物的研究常选用雌性大鼠、豚鼠、家兔、猫，并根据实验要求选择适当性周期和妊娠状态的动物。女用避孕药常选用雌性大鼠、地鼠、家兔及猕猴，且尽可能选用近交系动物。男用避孕药研究常选用雄性近交系大鼠或猕猴。

2. 中医药研究常用的模式生物模型　辨证与辨病相结合是中医临床诊疗特点，这一特点在中医模型上的体现就是证病结合动物模型，这种模型是证候模型也是病的模型的发展，可借此从病研究证或从证研究病。

目前，已建立的中医常用模式生物模型主要包括：①心脏病证动物模型方面，用控食饥饿及负重游泳法或游泳力竭加心得安法复制大小鼠心气虚证模型；选用冠状动脉结扎法、

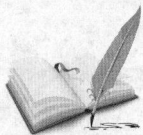

左冠状动脉前降支结扎法及异丙肾上腺素心肌梗死法等复制心血瘀阻证模型。②常用气管内注入脂多糖（LPS）联合熏香烟的复合刺激法建立大鼠肺气虚证模型。③用大黄苦寒泻下法、利血平法、饮食失节法等建立大小鼠脾气虚证模型，选用番泻叶联合甲状腺片药物喂饲法建立脾阴虚证模型等。④用氢化可的松法或腺嘌呤法复制大鼠肾阳虚证模型；醋酸氢化可的松法复制肾阴虚证模型。⑤选用情志刺激加药物复合法、电刺激法或捆绑式法复制肝气郁结证模型；温里药加麻黄碱加盐水法法复制肝阳上亢证模型；慢性四氯化碳肝损伤法复制肝阴虚证模型。⑥用大肠杆菌法热病伤阴法复制红舌模型；白酒加食用碱灌胃法复制薄白腻苔模型等。⑦用模拟风寒环境法复制大鼠表寒证模型；用射线照射法复制小鼠血虚证模型等。

3. 中医药模式生物实验药效评价　中医药模式生物实验药效评价实际上包括模式生物模型评价和药效指标选择两个方面。

（1）模式生物模型评价　用来判断中药研究的客观载体是否符合研究需要，即动物模型是否能代表药物所要干预的临床疾病，这就要求动物证候模型的诊断依据与临床一样，应该包括症状、病因、相关因素（年龄、性别、气候、风土等）、客观指标和治疗反证等5个方面综合评价。

（2）药效指标选择　必须能反映药物能否减轻或改善中医证候动物模型的症状、体征，能否去除或削弱致病因素，阻断或延缓疾病病程，由于选用的模型是中西结合的病－证模型，因此实验指标既要选择传统指标又要兼顾现代客观指标，二者不可互相代替，传统宏观指标的重要性往往大于一些先进的微观指标，不论采用任何先进水平的指标，宏观指标是必备的。此外，还要选择从证候角度设计的指标和从现代病理角度设计的指标，二者结合成一个有机的体系。

九、中药化学研究方法

中药化学是一门结合中医药基本理论，运用现代科学技术，特别是运用化学及物理学的理论和方法研究中药化学成分的学科。

（一）中药化学成分的分离纯化

中药复方是一个非常复杂的体系。近代中药化学研究表明：一种中药含有的化学成分可能超过100种。一个由四至五味中药组成的复方，可能有200～500种化学成分，在煎煮炮制过程中还可能产生新成分。中药化学成分的分离纯化传统的方法有系统溶剂分离法、两相溶剂萃取法、沉淀法、盐析法、分馏法、结晶法等。目前，气相色谱法、质谱法、红外光谱法等联用的色谱法已成为多组分混合物分离分析的最重要研究手段之一。

另外，大孔吸附树脂法、超滤技术、膜分离技术、新型吸附剂电泳及层析分离技术、反相柱层析、高效液相层析、内柱层析、离心板层析、分子蒸馏技术、超临界萃取技术等也已广泛应用于中药分离纯化。

（二）中药化学成分的结构确证

中药有效成分经提取、分离和纯化后，必须采取化学方法进行鉴定，若为新化合物还需进行结构确证，为进一步探讨构效关系，结构改造以及新药设计提供依据。常用技术包括紫外光谱法、红外光谱法、荧光光谱法、导数光谱法、核磁共振法、质谱法、X线衍射

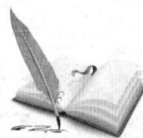

分析法、圆二色谱等。

（三）中药化合物的活性评价

目前应用于中药化合物的活性评价方法有很多，根据所选用的材料、药物作用的对象、操作的特点以及研究的成熟程度等，可将活性评价过程大致分为三个层次：分子水平活性评价、细胞水平活性评价和动物水平的活性评价。

1. 分子水平的活性评价　又包括酶活性评价、受体活性评价和离子通道活性评价三个类型。目前常用的酶活性评价检测方法有放射性同位素检测法、比色检测法（分光光度比色法）、荧光检测法、发光检测法等；酶联免疫吸附法是目前最为常用、简单方便的受体拮抗剂活性评价方法；离子通道活性评价法是膜片钳法。

2. 细胞水平的活性评价　主要包括评价内皮细胞激活、细胞凋亡、细胞增殖、转录调控检测、信号转导通路、细菌蛋白分泌、细菌生长等。其中利用细胞进行中药抗肿瘤活性评价是目前最广泛的药物活性评价模式，其细胞活性的评价方法包括 MTT 法、磺基罗丹明B（SRB）染色法、酸性磷酸酶法（APA 法）和 ATP 生物发光法等。

3. 动物水平的活性评价　包括正常动物模型和病理动物模型，动物水平的活性评价可以从整体动物水平客观的反映药物的治疗作用、不良反应以及药物毒性。

（四）方剂药物代谢动力学分析

中药及其复方的药物代谢动力学研究方法归纳起来可分为两大类，即非血药浓度法和血药浓度法（化学分析法）。前者包括药物累积法、药理效应法和微生物法，后者有荧光法、色谱法、免疫法。非血药浓度法研究复方中药制剂的药物代谢动力学，能体现复方中药制剂配伍的整体性，符合中医药基本理论。所测的各项参数虽不能反映某一成分的体内特征，却能反映复方中多种药物、多种成分的综合疗效与协同效应，能更真实地反映复方制剂的体内动态。其缺点是由于生物差异的原因，测定误差比化学法大，测定的参数都具有表观性。血药浓度法比较精确、严谨，其理论也很成熟，以其中某成分为代表，可进行较系统的药物代谢动力学研究。

（五）中药化学成分的生物转化研究

生物转化是利用具有生物活性的离体培养细胞或器官等对外源化合物进行结构修饰而获得有价值产物的生理、生化反应，其本质是利用生物体系本身所产生的酶对外源化合物进行酶催化反应，具有专一性强、反应条件温和、副产物少、产量高等优点。近年来生物转化技术用于如苷类、萜类及生物碱等研究，得到了一些新化合物，部分化合物的活性甚至超过了转化母体。

（六）中药复方药效物质基础研究

不论是一味中药或一首方剂究竟含有多少化学成分，口服后引起生物学效应的成分必定是进入生物体血循环的方剂成分或其代谢产物。把吸收入血的化学成分及其代谢产物作为方剂药效物质基础研究的切入点，会大大简化研究的复杂性。

中药血清药物化学是在药物与人体相互作用等理论指导下，依据中医理、法、方、药理论体系，以及中药方剂多成分协同作用特点提出的，适合于中药方剂有效成分研究、方剂配伍规律研究、方剂多成分药代动力学研究、以及中药有效部位群认定的理论及研究方

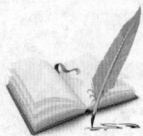

法。如用中药血清药物化学的方法研究茵陈蒿汤、葛根芩连汤、归苓片、芍药甘草汤、延胡索、三黄方、逍遥散、生脉散、藏药波棱瓜子、地黄、黄芩、苦参等血中移行成分，分离鉴定了六味地黄丸的体内直接作用物质等研究，为继续深入研究奠定了基础。

十、计算机辅助药物设计研究方法

计算机辅助药物设计（computer aided drug design，CADD）的方法始于 1980 年早期，是在合理药物设计探索中迅速发展起来的一种新药研究与开发新技术，是药学、化学、计算机和信息科学、医学和生命科学、数学以及物理学等多种学科交叉、渗透和融合的一门前沿学科。计算机辅助药物设计以计算机为工具，充分利用已有的有关药物和生物大分子靶标的知识，通过理论计算、模拟和预测来指导与辅助新型药物分子的设计，使药学家能够以理论作指导，有目标地开发新药，避免药物发现和设计中的盲目性，大大加快新药设计的速度，节省创制新药工作的人力和物力。实践表明，计算机辅助药物设计在药物靶点的识别和确认、药物成药性预测和评价中都发挥着重要作用。

计算机辅助药物设计的出发点是基于药物和受体间相互作用的理解。根据靶标分子（受体）的结构是否已知，计算机辅助药物设计有着两种不同的策略：直接药物设计和间接药物设计。直接药物设计又称为基于靶点结构的药物设计，是指根据靶点作用部位的三维结构直接进行药物设计的方法。间接药物设计又称为基于配体结构的药物设计，通常是在靶标结构尚未阐明的情况下，在一系列活性配体分子结构的基础上，通过分析推测得到药物作用的共同特征，以此指导设计新的药物分子的方法。直接药物设计最主要的方法是分子对接，间接药物设计最主要的方法是药效团模型和定量构效关系方法。

（一）分子对接

分子对接（molecular docking）是指受体和配体之间通过能量匹配、空间匹配和化学性质匹配而相互识别形成分子复合物，并预测复合物结构的一种计算技术。简而言之，就是将配体小分子放置到受体分子的活性位点中，分析小分子与靶点大分子的结合构象及预测相互作用能的过程。通过小分子化合物与靶标分子进行分子对接，可以探索配体小分子与靶标大分子的具体作用方式和结合模式，解释化合物产生活性的原因，为合理地优化化合物结构提供指导。分子对接也是基于受体的虚拟筛选的主要方法，其研究思路是从靶蛋白的三维结构出发，研究靶蛋白结合位点的特征性质以及它与小分子化合物之间的相互作用模式，根据打分函数对蛋白和小分子化合物的结合能力进行评价，最终从大量的化合物分子中挑选出结合模式比较合理的、预测得分较高的化合物，用于后续的生物活性测试。基于分子对接的虚拟筛选已被广泛应用于新药研发与中药药效基础的研究中。常用的分子对接软件有：DOCK、AUTODOCK、FLexX 等。

（二）药效团模型

药效团模型（pharmacophore）属于间接药物设计方法。药效团是指对分子活性起着重要作用的药效特征元素及其空间排列形式。药效团一般分为七种：氢键供体、氢键受体、正负电荷中心、芳环中心、疏水基团、亲水基团以及排斥体积。药效团的识别主要有两种方法，一种是基于受体的结构信息，分析受体与药物分子的作用模式，来推断可能的药效团；另一种是在受体结构未知或作用机制尚不明确的情况下，对一系列活性化合物作构象

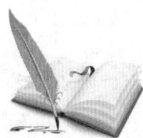

分析，总结出一些对活性关键的原子或基团以及空间关系，得到该类药物的药效团。

药效团模型可以通过构象搜索和分子叠合来模拟配体分子的活性构象，可以据此来推断和解释受体与配体分子之间可能的作用模式。药效团模型还可以用来指导药物分子的结构改造。近些年，随着化合物数据库和计算机技术的发展，基于药效团模型的虚拟筛选也得到了广泛的应用，取得了一定的成功。用于建立药效团模型的软件主要有 Sybyl 中的 Receptor、Disco 和 Gasp 模块，Schrödinger 公司开发的 Schrödinger 中的 Phase 模块以及 Accelrys 公司开发的 Discovery Studio 中的 Catalyst 模块等。

（三）定量构效关系方法

定量构效关系（quantitative structure – activity relationship，QASR）方法是研究一组化合物的生物活性与其结构特征之间的相互关系，结构特征以理化参数、分子拓扑参数、量子化学指数和（或）结构片段指数来表示，用数理统计的方法进行数据回归分析，并以数学模型表达和概括出量变规律。定量构效关系研究方法主要分为二维定量构效关系（2D – QSAR）和三维定量构效关系（3D – QSAR）。

1. 二维定量构效关系方法　是将分子整体的结构性质作为参数，对分子生理活性进行回归分析，建立化学结构与生理活性相关性模型的一种药物设计方法，常见的二维定量构效关系方法有 Hansch 方法、Free – wilson 方法、分子连接性方法等。

2. 三维定量构效关系方法　是目前间接药物设计的主要研究方法之一，是在二维定量构效关系的基础上发展起来的。三维定量构效关系是引入了药物分子三维结构信息进行定量构效关系研究的方法，这种方法间接地反映了药物分子与靶标分子相互作用过程中两者之间的非键相互作用特征。相对于二维定量构效关系，三维定量构效关系具有更加明确的物理意义和更丰富的信息量。目前应用最广泛的三维定量构效关系方法是比较分子场分析法（comparative molecular field analysis，CoMFA）和比较分子相似性指数分析法（Comparative molecular similarity indices analysis，CoMSIA）。

在中医药研究当中，计算机辅助药物设计技术的介入对于中药作用机制的阐明、中药的多组分多靶点药物的开发及中药的现代化有重要的意义。借助计算机辅助药物设计技术，结合传统中医药理论进行中药研发，不仅可以避免中医药研究的盲目性，同时可以大大减少人力、物力的投入，极大地提高研究效率和成功率，更重要的是在中药新药研究领域，建立了全新的理念和研究手段。目前计算机辅助药物设计技术已经广泛应用于中药成分的靶标搜寻、中药物质基础的虚拟筛选、基于中药的新药研发、中草药有效成分三维结构数据库建设以及中医理论验证等研究领域当中。

第二节　中西医结合临床研究方法

一、中西医结合临床研究基本原则

（一）中西医学的优势简述

恩格斯在《反杜林论》中说"当经济基础改变了的时候，全部的上层建筑都要或快或慢的发生改变"，中西两种医学，由于发展的社会、经济基础不同，二者从形式到内容具有

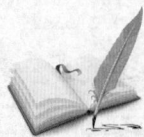

完全不同的特点。

1. 西医辨病与中医辨证的特点　西医辨病是建立在西医学理论体系的基础上，以研究人体的组织、器官、细胞、分子的结构与功能的病理变化为特点，揭示了疾病的普遍性，大多有国内、国际的通用标准。

中医辨证是对疾病处于某一阶段的病位、病因、病机及邪正盛衰等情况的病理概括。"证"不只是一个症状或一个综合征，而是概括了产生疾病的各方面因素和条件，这些因素结合着不同体质而表现出各种不同的证，中医的辨证虽也从症状着手，但由于分析了症状的部位（如脏腑辨证）、原因（如病因辨证）、性质（如八纲辨证）等，归纳成比症状更接近于本质的"证"。因此，不管是什么病，凡是出现了相同的"证"，就可以用同样的方法去治疗，而同一种病，但在不同阶段或因体质不同，出现了不同的"证"，则可取不同的方法治疗，这也就是"同病异治、异病同治"的理论依据。中医辨证揭示疾病的特殊性，或者称疾病的个体差异。

2. 西医偏重于微观、局部认识，中医则偏重于宏观、整体认识　西医学是利用先进的实验手段直接来了解事物内部的结构和运动形式，对其进行细致的观察和研究，故在理论建立和临床治疗中展示的规律、数据都是具体的、微观的、准确的、细致的，多能够做出定量化、数字化的表述和指标，因此现代医学最大的优势就是被公认为具有客观性。进而决定了其是在理论上具有高度的严谨性、逻辑性；在临床治疗上具有着精确的试验数据、清晰的症状描述、明确的病情诊断、具体的治疗手段、可靠的治疗疗效。但是这一完美医学体系却有着致命的缺陷，即它必然要受到不同历史时期生产力发展水平的限制，具体来说是受到了不同历史时期科学技术水平的限制。也就是说西医学攻克人体疾病的能力，只能是随着生产力水平的不断提高而提高，这就造成人类众多疾病"黑箱"的破译只能处于时空性长期等待的被动局面。

中医学早在2000多年前的形成过程中，限于当时生产力水平极端落后低下的状态，生产工具自然是十分简陋的，故对疾病的认识方法根本不可能从内部以直观的方式来认知人类疾病。于是在千百年与疾病斗争的过程中，就发明形成了中医学自己对疾病探究方式的最大特点，即从整体、宏观研究人体。这种科学的方式不受生产工具这一客观性的限制。这就正好弥补了西医在相当长的历史时空内，生产力水平不能满足人们对探求人体知识需求的缺陷。但同时也就暴露出自身的缺陷，就是缺乏对人体内部情况的直接观察，只能靠综合外部信息，结合间接逻辑推理的方式来推论"黑箱"内部的结构情况，导致对事物的认识囿于宏观性、概括性、抽象性，形成对人体疾病的认识具有一定的"模糊性质"。

3. 西医偏重于病原致病观，中医偏重于机体反应观　18世纪以前，中西两种医学在病因学方面的认识并无质的差异，二者均以思辨推理的方法论证病因，古希腊医学认为引起疾病的病原有四，即气、火、水、地四元素说，与中医的五行学说基本类同。西方医学把产褥热的病因归咎于"宇宙—地球—大气的变化"，与中医"天人相应"的观点大体一致。但是当西方得天独厚地享受到大工业的洗礼后，这种情况就开始异变。1847年奥地利医生塞梅尔维斯首先注意到产褥期的发热是因为感染了腐败物质，同一时期法国科学家巴斯德发现牛奶和葡萄酒变酸是微生物所致。接着英国外科医师李斯特提出了创伤之所以发炎，是由于细菌侵入感染所引起。德国医生郭霍（1843～1910年），首先创造了固体培养基，研制出了细菌染色法，并创立了实验动物的感染模型，从而为现代病原微生物学的发展创

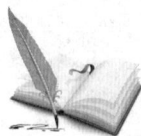

造了先决条件。近百年来随着免疫学的兴起，西方医学对病原致病性的认识越来越深入，并形成完整的由实践到理论的学术体系，成为人们认识疾病病因、病理的基础准绳。

中医学对病因的认识始终是在《黄帝内经》"正气存内，邪不可干""邪之所凑，其气必虚"的原则下进行思维推理，认为导致疾病的原因不外"正气之虚"与"邪气之实"两端，在二者中前者则至关重要，后者仅可充作发病之条件而已。因此中医一贯提倡"正虚致病说"，治疗方面则以"扶正固本"为治疗诸多疾病的大法。《内经》之后，诸多医家对病因的论述颇多，虽然提出了"外感六淫""内伤七情""饮食所伤""劳逸太过"等说，尤其是陈无择的"三因"致病说等，都没有超脱《内经》思维推理的框架。中医病因认识始终如故，只注重机体的反应性，忽略了对真正病原的进一步认识。

（二）中西医结合临床研究的基本原则优势互补

中西医结合临床研究的基本原则就是优势互补。一是要进一步强化各自的临床治疗优势强项，在此基础上临床治疗时则可采取扬长避短、优势互补的结合原则，这一类结合治疗的目的是以求最大限度的提高临床治疗的"治愈率"；二是在临床大量慢性病、常见病的治疗上，对中西医临床治疗方案、治疗手段进行"合理""有机"的结合，这种使现存医学资源合理整合的最大优化配置，意在力求在原有治疗疗效的基础上，进一步提高临床治疗的"有效率"。

中西方医学都是人类在和疾病、死亡长期进行艰苦卓绝的斗争中获取的宝贵经验，摒弃其中的任何一方面都是不应该的，张锡纯就曾提出："然今凡百事皆尚西法，编中虽采取西人之说，而不甚采取西人之药，恐于此道仍非登峰造极也。"此即优势互补的原则。实践证明，在人类对抗疾病手段严重不足的今天，中西医在临床治疗时宏观上优势强化、优势互补的方针以及在具体治疗方案上合理、有机组合的原则，才是目前集合人类破译疾病黑箱治疗水平的最佳状态和明智之举。

二、中西医结合临床研究基本方法

（一）中西医双重诊断

1. 中西医双重诊断的概念　中医与西医在诊断上各有特长，中医长于辨证，西医长于辨病。如早期肿瘤、无症状的原发性高血压等疾病，传统的四诊方法不仅难以做到早期诊断，而且无证可辨，影响及时治疗。同样，西医诊治方法手段虽然丰富，并强调病因和病理形态的诊断，但对人体整体、社会性的宏观认识不够。在临床上存在用现代医学检查却不能发现有特异性异常改变的疾病，西医往往给出"神经官能症"或"某某功能紊乱"的诊断，但从中医角度来看，却是有证可辨的。为了避免上述缺陷，在临床诊断时，把中医辨证和西医辨病有机结合起来，取长补短，形成"双重诊断"，能达到早期发现、早期治疗疾病，最终达到提高临床疗效的目的。

2. 中西医双重诊断的方法　辨病与辨证的步骤以先辨病后辨证，做到微观辨病宏观辨证，发挥西医对疾病定性定位诊断上的长处，保证疾病诊断具有统一认可的标准，使之具有可操作性和重复性。即应用西医的诊断思维以补充、发展、提高中医诊治的思维方法，这样不仅有利于扩展思路，避免单纯辨证造成疾病认识的盲点，确保为病人选择最佳治疗方案，而且对于把握病情转归、治疗的难易度、判断预后都是十分有益的。

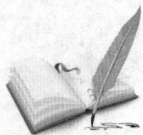

（1）从病从证 是临床上最常见的中西医结合治疗方式，通过这种方式，使医者对病人局部的病和全身的证上升到一种全面认识，进而提升疗效，确定疾病治疗过程中的中医学地位和效果。如急性病毒性肝炎，西医对其病因及发病机制认识比较清楚，但缺乏特效治疗。中医学按其临床表现可以分为：①湿热蕴结，热重于湿，治宜清热利湿、解毒散结，可用茵陈蒿汤加减；②湿热蕴结，湿重于热，宜利湿化浊，清热退黄，可用茵陈四苓散加减；③湿热兼表，治宜清热化湿解表，可用麻黄连翘赤小豆汤合甘露消毒丹加减；④寒湿阻遏，治宜健脾和胃，温中化湿，可用茵陈术附汤加减；⑤肝气阻遏，治宜疏肝理气，方用柴胡疏肝散加减；⑥肝脾不和，治宜疏肝健脾，可用逍遥散加减；⑦肝胃不和，治宜健脾和胃，可用香砂六君子汤加减。辨证论治适当配合西医补液及对症治疗，证实可提高疗效，从而使中西医结合在肝病的治疗方面一直处于优势。又如溃疡病与肝炎均可表现为肝气郁滞，均可采用疏肝理气之法。但西医学认为肝炎为病毒引起，在疏肝理气基础上酌情选用板蓝根、虎杖、连翘等解毒之品则疗效更好；而溃疡病有胃酸和溃疡的病变特点，在疏肝理气药的基础上加制酸解痉、保护胃黏膜与促进局部溃疡愈合的药物，如瓦楞子、海螵蛸、合欢皮、牡蛎等，提高疗效。

（2）舍病从证 在完全正常的健康人和西医所说的病人之间，存在着一片很大的空白，这一人群虽有诸如时常感觉头痛、失眠、头晕等，但因达不到西医任何疾病的诊断标准，西医对此无病可认，并缺乏有效的治疗方法。但上述情况如果改用中医辨证诊断，却是"有证可辨"的，因为在中医学看来，病人上述情况多是由于机体脏腑气血阴阳虚实平衡失调，通过相应中药的治疗即可改善。

（3）舍证从病 对于某些疾病在经过中医治疗后病人症状缓解但是相关理化检查仍然异常，如急性尿路感染，出现高热、尿频、尿急、尿痛等，尿脓细胞阳性，采用清热利湿通淋之剂治疗后病情缓解，症状已不明显，但尿检仍有脓尿、菌尿，此时辨证阳性证候不多，若中途放弃治疗，必然导致复发或转为慢性，而应从病继续予以清热利湿法治疗，以祛除余邪。又如无症状的原发性高血压、高脂血症等，病者缺乏客观症状或体征，难以用传统中医学方法完成辨证的诊断，此时应舍证从病，可分别选用具有降压、调脂的专方进行治疗，防止病情进一步发展，达到"见肝之病、知肝传脾、当先实脾"的效果。

3. 中西医双重诊断的临床意义

（1）有助于及早发现和早期防治 传统中医诊断主要是以病人的自我感觉作为诊断依据的，但许多疾病到病人出现自我感觉时已失去最佳治疗时机，而现代医学诊断主要依据理化检查，其诊断技术已能把很多疾病的诊断提前到临床前的病变阶段，这就能为疾病及早发现和早期治疗提供宝贵的时间。如恶性肿瘤，从细胞遗传物质发生突变到物理诊断形态学变化有一个较长时间，现在已有相应的基因、免疫诊断等检测的方法，可以及早发现癌变。再如多种肝炎病毒无症状带菌者、糖尿病、高血压等都可以发挥中医药的防治作用优势。

（2）有助于增强治疗的针对性，提高临床疗效 中医脏腑辨证的定位是以脏腑功能为划分单位的，而中医病理分型是以机体对疾病的反应为划分单位的。如水肿病，中医分为阳水、阴水，多因肺、脾、肾三脏功能失司，水液运行障碍所致，可分为风水相搏、湿毒浸淫、水湿浸渍、湿热壅盛、脾阳虚衰、肾阳衰微等证型。西医可诊断为心性水肿、肾性水肿、内分泌疾病水肿、营养不良性水肿、肿瘤水肿等。这些不同原因导致的水肿其病变

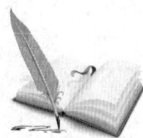

的程度和病理后果都不相同。临床实践证明，只有明确了西医的诊断，用现代病理学为中医病名诊断定位，才能更好地发挥中医的专长，提高中医临床疗效。

（3）有助于诊疗水平的提高，准确判断疾病的转归与预后　中医的治疗效果不容质疑，中医中药为中华民族的健康和繁衍作出了不可磨灭的贡献，包括一些西医无法解决的疑难病症的治疗。但由于中医产生的时代背景不同，缺乏现代医学的知识结构，致使许多宝贵的具有重大科学价值的学术经验不被人们发现和认同。因此，合理的中西医知识结构提供了中西医结合诊断的能力，使我们能够借助西医的检测手段证实中医诊断治疗的科学价值，达到知其然，而且知其所以然。中医诊断结合西医的病名和病理分期诊断，能更准确、更科学的判断疾病的转归和预后。如乙型肝炎病人，西医目前没有十分有效的治疗方法，运用中医中药治疗可以使急性肝炎病人的异常肝功能恢复正常，临床症状得到缓解，证明中医药治疗急性肝炎是科学有效的，但肝功能的恢复并不意味着乙肝已经痊愈，还要根据乙肝病毒检测及超声波检查结果来判断预后与确定后续治疗方案；而当慢性乙型肝炎导致肝纤维化时，乙肝病毒检测常呈阴性，这并不意味着病情好转，相反，要警惕肝脏的恶性肿瘤病变。

（4）有助于中医现代化　中医的现代化并非被西医同化，而是要借助现代科学、现代医学阐发中医药的科学内涵，开发中医的科学价值。中医要跟上时代的步伐、被更多的人认同，就应借助西医诊断科学地推动中医向现代化迈进，可以说是中西医学的殊途同归。相信基因学诊断的深入研究将是中医诊断学本质的揭示与科学性提升的重要突破口。

（二）微观辨证

1. 微观辨证的概念　所谓微观辨证是在中医基础理论的指导下，运用现代医学影像学检查、内镜检查、实验室检查、病理组织检查甚至基因检查等先进技术，旨在从器官水平、细胞水平、亚细胞水平、分子水平，基因水平等较深层次上辨别"证"，从而为临床诊断治疗提供一定客观依据的辨证方法。

2. 微观辨证的方法　微观辨证的方法强调运用现代诊察技术，将诊察结果赋予四诊的内涵，辨明阴、阳、寒、热、虚、实，以指导中医辨证论治。正如沈自尹所说："所谓微观辨证，即是在临床上收集辨证素材的过程中引进现代科学，特别是现代医学的先进技术。"郭振球指出：微观辨证就是要"从宏观深入微观，即从细胞水平、亚细胞水平到分子水平"，微观辨证坚持"以中医经典辨证为向导，四诊'司外揣内'宏观辨证，结合应用现代新科技，深入到细胞化学、神经递质、激素、免疫及基因调节，以阐明病症传变规律。""微观辨证，是指在中医基础理论的指导下，运用现代医学影像学检查、内镜检查、实验室检查、组织病理检查甚至基因检查等先进技术，旨在从器官水平、细胞水平、亚细胞水平、分子水平、基因水平等较深层次上辨证。"可见，学术界所说的"微观"，就是现代医学的"实验诊断内容"。而"微观辨证"就是对"四诊"结合"实验诊断"（检）这一方法所约定的称谓。就是变"四诊合参"为"望、闻、问、切、检"的"五字诊察"模式。这一模式临床上已经广泛运用并逐渐深化。

3. 微观辨证的临床意义　"微观辨证"从被提出或者更早的时候就开始渗入到中医临床，并推动着中医诊断和证候学的发展。因此，以证候本质研究成果为依据，把现代医学指标纳入证候诊断标准也是"微观辨证"的发展之一。在1982年全国中西医结合虚证与老

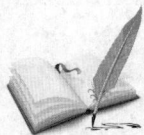

年病防治学制定了的虚证诊断标准，以及中国中西医结合研究会活血化瘀专业委员会1982年制定、1986年修订的血瘀证诊断标准上微观指标都占重要地位。

（三）阶段论治

1. 阶段论治的概念 即根据疾病过程中的不同时期、不同阶段的病机变化特点，进行论治的形式。其优点是能抓住其传变、转归的一般规律，掌握治疗上的主动。如糖尿病在不同时期的治疗：无症状期大多采用益气养阴或健脾化湿的中医治法，症状期则根据上、中、下三消之不同以益气养阴为主参合治肺、胃、肾之法，随着病程延长又参合活血化瘀之法，针对糖尿病周围神经病变往往应用黄芪桂枝五物汤加减治疗，疗效满意。

2. 阶段论治的实施方法 中西药物阶段论治是西医病原观和中医机体反应观有机结合的产物。西医注重病原微生物的致病性，因而产生了各种类型的抗生素，对大多数感染性疾病有异常显著的疗效；但由于病原体内、外毒素会导致机体各系统（包括自主神经、免疫、内分泌等系统）的功能紊乱，所以，此时虽然感染象（体温、血象之异常）已不存在，但病人仍感全身不适、体倦乏力、食少纳呆、头昏耳鸣、失眠少寐、动辄心悸、自汗盗汗等，西药常常认为"病愈"而不予治疗（实际亦无剂可施）；而中医注重机体的反应性，通过辨证论治，采用扶正固本、调和气血、调理脾胃、养心安神等法，可使诸症悉平，以收治病全功。

俗话说"中医能除病根"，其道理亦在于此。中药去掉的所谓"病根"，无外乎是顺应机体的反应性，调节由于病原体内、外毒素所致的诸系统之失衡。譬如骨髓炎，其急性阶段因致病菌直接侵袭，病人呈现一派以感染为主的症状，在治疗上以抗生素为主。在趋于慢性阶段后，全身感染症状消失，以局部骨质破坏、骨髓代偿增生、窦道不愈、脓性分泌物以及全身的虚损证候为主要临床表现，治疗时则不必施用西药抗生素，而是单用中药扶正固本、祛痰散结、活血化瘀等方剂化裁治疗，即可收到很好的疗效。

3. 阶段论治的临床意义 对于有些疾病在急性发作期常常采用西药控制，而在临床缓解期则施以健脾、补肺、固肾之扶正固本之剂，以期减少发病次数、减轻发作程度，以至达到长治久安，如慢性气管炎、哮喘、慢性肾盂肾炎、慢性肾小球肾炎等各种发作性疾病。

（四）菌毒并治

1. 菌毒并治的概念 王今达等根据现代医学关于感染性中毒性休克发病机制的研究进展，在认识到抗生素等杀菌抑菌的病原疗法虽然能有效清除机体内的病原微生物，却不能解决由此引起的内毒素性中毒问题的基础上，结合中药的抗毒解毒作用，针对革兰阴性菌感染导致的严重感染或败血症，提出了"菌毒并治"理论，即选用针对性强的抗生素，同时配合应用清热解毒中药，杀菌和清除毒素双管齐下，达到提高疗效、降低病死率的目的。

2. 菌毒并治的实施方法 "菌毒并治"是中西医结合治疗革兰阴性菌感染的一种良好思路，具体实施方法是在临床治疗革兰阴性菌感染中，选择抗菌效力高、诱导内毒素释放慢而少的抗生素，且给药量不宜过低。在抗菌的同时，根据内毒素血症不同时期，选择适宜的抗内毒素中药，抗菌、抗内毒素双管齐下，提高对革兰阴性菌感染的疗效。目前对于此类中药的研究主要集中于清热解毒、活血化瘀、通腑泻下三大类。

（1）抗内毒素单味中药 刘云海等对134种清热中药的70%醇提取物用细菌内毒素检查法作体外抗大肠杆菌内毒素活性检测，结果发现134种中药中金银花、大青叶、板蓝根、

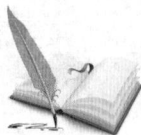

连翘、黄芩等75种中药的70%醇提物具有不同程度的体外抗内毒素活性。谭余庆等报告青蒿提取物、青蒿素可降低过氧化脂（LPO）、ACP、内毒素、肿瘤坏死因子-α（TNF-α）、细胞色素P450酶浓度，升高超氧化物歧化酶（SOD）活性，降低内毒素休克小鼠的死亡率，延长小鼠的平均生存时间，对肝、肺组织形态有一定保护作用。刘庆增等的试验结果表明人参提取液对内毒素结构的直接破坏作用不明显，但对内毒素引起的发热、白细胞骤降及休克死亡有较强的拮抗和保护效果，认为人参能通过改变机体应激状态、提高机体对各种有害刺激的防御能力实现其抗内毒素作用。其他人的试验也证实板蓝根、蒲公英、穿心莲、玄参、连翘、金银花、黄芩的提取物有直接抗内毒素作用，苦参、黄连有降低内毒素致死率的作用，大黄、兰盆花有抑制内毒素发热的作用。

（2）抗内毒素复方中药 马超英等用牛珀至宝丹治疗温热病入血分的试验研究证明其具有体内外直接拮抗内毒素作用，能明显抗内毒素所致的休克作用、抗氧自由基、改善微循环和血液流变性，保护溶酶体膜和线粒体，降低病死率。姜庆城等的试验证实双黄连注射液可以明显降低动物血浆内毒素含量，延长内毒素休克小鼠的平均生存时间，对内毒素所致大鼠的肝、肺、肾等损害具有保护作用。刘志峰等观察了板蓝根、双黄连、清开灵等8种中药注射剂的体外抗内毒素作用，结果，双黄连粉针剂、清开灵注射液、板蓝根注射液、穿琥宁注射液和鱼腥草注射液都有明显的体外抗内毒素作用，其中双黄连、清开灵、板蓝根的抗内毒素作用最强。余林中等用大肠杆菌内毒素静脉注射造成家兔内毒素血症模型，观察调胃承气汤对模型动物的解毒作用，结果表明调胃承气汤能抑制模型动物的发热效应，减少血浆内毒素含量，降低血浆TNF-α水平，降低血清LPO含量，增加SOD活性，抑制脑脊液PGE_2、cAMP升高效应，减轻脏器组织的病理损害。徐应抒等对解毒化瘀汤的研究结果表明，该方能直接对抗或抑制内毒素的作用，能保护组织器官，尤其是心、肝、肾等重要脏器免受内毒素损害；能调节机体免疫功能，提高机体防御能力；对血浆内毒素的清除作用显著。

3. 菌毒并治的临床意义 "菌毒并治"是中西医结合治疗革兰阴性菌感染的一种良好思路，从病因和病理发展两方面双管齐下，疗效既优越于单用西药治疗者，亦比单纯用中药治疗者疗效好，显示了中西医结合的巨大优势，而堪称中西医结合的典范。

（五）减毒增效

1. 减毒增效的概念 减毒增效的概念兴起于中医肿瘤学。即是运用中药保护正常组织免受化疗的损害从而减轻毒副作用，提高肿瘤组织对化疗的敏感性。扩大来说，减毒增效是指对于某些疾病西药治疗效果公认，但由于毒副作用，严重地影响了疗程的进展，有时甚至会因此而终止疗程，中医中药从整体出发，通过辨证论治，不但能有效地拮抗西药的毒副作用，而且还能增强西药的正性作用，从而保障了西药的疗程和顺利撤退，提高了临床疗效。

2. 减毒增效的实施方法 临床上"减毒增效"的实施即是用中药配合西医专病专药治疗，减轻西药毒副作用的方法。典型的范例便是中药在抗肿瘤放、化疗以及自身免疫性疾病和器官移植排斥反应使用免疫抑制剂的配合运用。放疗和化疗引起的毒副反应，诸如造血功能、免疫功能被抑制，胃肠反应、脱发以及全身反应等，西药则往往无可奈何。西药的这一短处，恰好是中医整体观指导下的辨证论治之长，以扶正培本为主的益气养血、生

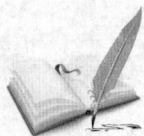

津润燥、清热解毒、调和脾胃等治法，有效地改善了造血功能，提高了免疫功能，改善了全身及消化道反应，从而使病人得以顺利完成放、化疗疗程，提高了生存质量和生存率。同样，免疫抑制剂的毒副作用主要是通过抑制骨髓，使造血干细胞缺乏，外周血中淋巴细胞的数量迅速减少，微循环受损，细胞黏附分子、白细胞分化抗原表达、细胞凋亡及基因改变。而补气温阳中药能明显提高人体诱生干扰素，促进细胞免疫，增强巨噬细胞的吞噬功能，增强网状内皮系统吞噬功能，抑制免疫炎症反应；清热解毒药能直接抑制炎症反应，提高巨噬细胞的吞噬功能；活血化瘀药能刺激巨噬细胞吞噬功能，尚有改善微循环、抑制血小板凝集、提高机体耐缺氧和解毒保肝护肾的作用；补气养血、补肾生髓中药还能直接增强人体体液免疫和细胞免疫，升高红细胞和血小板。这几组药物结合使用，能明显增强细胞免疫，促进淋巴细胞转化，发挥类似肾上腺糖皮质激素样功效；或拮抗环磷酰胺等 ISA 及泼尼松等激素对单核 – 吞噬细胞系统的抑制，减轻其毒副作用。

3. 减毒增效的临床意义　中西药物有机配伍的"减毒增效"方法，使中医中药从整体出发，通过辨证论治，不但能有效地拮抗西药的毒副作用，而且还能增强西药的正性作用，从而保障了西药的疗程和顺利撤退，提高了临床疗效。

（六）西药中用、中药西用

1. 西药中用、中药西用的概念　不论中药和西药，都是由分子组成，其作用对象均为人体，即中药和西药具有物质和生物活性的同一性，故从理论上中药可"西用"，西药也可"中用"。

中药西用就是在西医理论指导下用中药，它的特征是在使用中药时，不需要中医的辨证论治和中药的性味归经，而只是按照中药中所含某些化学成分的药理作用或复方的西医治疗功效来使用中药。如用清开灵注射液抗病毒感染、治细菌感染用清热解毒中药、治冠心病必用丹参、用柴胡注射液退热等，这些都是中药西用。

西药中用则是给西药赋以中药化的基本内容，即归纳总结出它的性味、归经、升降浮沉、功效、禁忌等，在中医药辨证施治等理论指导下供中医临床使用。

2. 西药中用、中药西用的方法　"西药中用"的研究途径和方法尽管可有多种，但根本上还是临床应用。在给药前后均作中医临床诊断，那么，根据病人中医临床诊断情况的变化，来归纳确定此西药的中药基本内容，包括性味、归经、升降浮沉、功能与主治及禁忌，使之可按中医药学理论使用，达到"西药中用"，此为一般方法或谓根本方法。现在的问题是，等待使用者多，具体研究者较少，但只要认识此种研究的必要性而为之，则可能引至医药学出现较大变化。

"中药西用"普遍认识是在现代医学理论指导下，按照西药研究从植物到复合成分到单体的固有思路和模式，应用化学分析方法从中药中提取某些有效成分，这种从中药里研制开发出的新药，按照药力特性来治疗疾病，这些新药已经不具备中药的特性，严格说来，它们不属于中药，这类药物有麻黄碱、黄连素、青蒿素、雷公藤多苷、川芎嗪、甘草甜素、莪术油、联苯双酯、苦参素、葛根素、人参多糖、丹参酮、天麻素等。还有部分学者认为"中药西用"是在中药的研究开发过程中，不能抛弃中医理论的指导，应在中医药理论体系框架内开展中药新药的研制，如宣肺解表药、燥湿化痰药、行气利水药、活血化瘀药、温阳补肾药等；也可以应用现代科技对传统中药剂型及给药方法进行改进和创新，使中药更

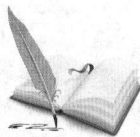

加安全有效、方便快捷。

3. 西药中用、中药西用的临床意义 "西药中用"保留了西药原有的精确性，且增加了对人体作用的准确性，从而减少甚至避免不良反应，有利于疾病防治、提高临床疗效和最大程度地减低毒副作用。还有学者提出，西药中药化的研究可以从不同程度上解决中医药学乃至整个医药学领域当前存在的诸多问题，也是实现中西医结合的另一途径。现代西药具有现代科学的生理、生化、病理等指标和术语的生物活性表述，且大部分所含化合物成分结构清楚，那么就可能研究归纳中药基本内容的共同物质基础，通过西药中药化的研究而实现中药学的现代化。上述关于"西药中用"的研究多局限在理论探讨，当前开展具体研究工作者却甚少。

"中药西用"的疗效评价目前还没有相关的研究报道，只有少数医生的临床体会，如高振乾、于珠莹等都认为中药西用的疗效常常不理想。当然，西医将新药研究拓展到中药领域，这也是中医药贡献人类健康的一个方面。但是，中药西用毕竟是一种新事物，不必畏之如虎，非消灭之不可，还有待进一步的观察研究。中医人员在中医理论指导下辨证用药，必要时参考中药的现代药理研究成果也未尝不可，如中医治疗冠心病时，有瘀血见证者可在辨证论治的基础上加川芎、丹参等药，因为川芎、丹参能活血化瘀，按照现代药理研究，它们又能扩张冠状动脉，改善心肌缺氧，这样用药则符合中西医之理。

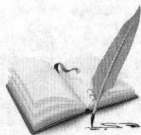

第四章 中西医结合研究成果

⯈要点导航

　　1. **熟悉** 四诊的客观化研究等成果的主要内容；内、外、妇、儿及传染病、针刺麻醉诸领域的中西医结合研究成果。

　　2. **了解** 阴阳五行学说、藏象学说的物质基础、气的实质、经络功能以及病因学研究。

第一节 中西医结合基础研究成果

一、阴阳五行学说的物质基础已部分阐明

（一）阴阳学说

1. 人体阴阳的物质基础研究

（1）细胞内功能调节的"阴阳学说" 有学者认为环磷酸腺苷（cAMP）与环磷酸鸟苷（cGMP）是机体两种对立的调节系统，可能是中医阴阳理论的物质基础。此外脱氧核糖核酸（DNA）的复制与阴阳学说具有紧密的联系。四种碱基即腺嘌呤（A）、胸腺嘧啶（T）、鸟嘌呤（G）、胞嘧啶（C）是以中心法则相互配对。一侧碱基的排列顺序一旦确定，则另一侧的碱基顺序也就自然确定下来。如果 A、G 属阳，则 T、C 为阴，总是以阴阳结合的形式出现。反之也一样。DNA 的复制过程，正如《类经·阴阳类》所述："阴阳者，一分为二也。"根据这个原理，DNA 的复制过程可以一直进行下去，直至无穷。如果 DNA 结构中的"阴"与"阳"失调，或 DNA 复制过程中的"阴"与"阳"组合失调，也就是生物物种变异、人类遗传性疾病或其他疾病发生的主要缘由。基因的结构本质为 DNA，从基因作用结果来看，调控基因影响结构基因表达，没有对应蛋白质的生成，为功能活动属阳；结构基因的表达一方面合成特定蛋白质，同时，又为调控基因的存在提供物质基础，为物质属阴。调控基因与结构基因保持着对立统一的协调关系。

　　（2）从人体系统的动态变化中阐释阴阳学说 有学者认为人体各个生理系统、器官，甚至细胞、分子都离不开对立统一平衡规律。机体神经系统的活动，大脑皮质的兴奋与抑制，交感神经与副交感神经的对立协调，与阴阳学说的阴阳对立、消长有相似之处。此外，乙酰胆碱和肾上腺素的对立统一；内分泌系统的雌激素和睾酮的对立统一；各种消化腺的分泌和抑制分泌，消化道的蠕动和抑制蠕动；肾脏利尿和抗利尿，肾小管的分泌和重吸收；各种肌肉的收缩与舒张；体温调节（皮肤、肺）的保温与散热；血液的凝固与抗凝；感觉系统的光亮与黑暗，颜色感觉的红绿与黄蓝；痛与抗痛；营养系统的消化、吸收、排泄、

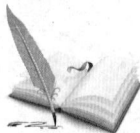

新陈代谢；呼吸系统中气体交换；心血管系统中心的收缩与舒张；全身体液各种因素的对立统一、协调平衡、酸碱平衡、离子平衡；还有免疫系统的抗原与抗体等。以上各层次的生理活动中的对立统一平衡，都属于客观而科学的阴阳学说理论内涵的范畴。

2. 阴阳消长的临床研究 阴阳二气的消长变化与生物节律关系的研究。现代医学认为几乎人体的全部生理机能，都具有周期为 24 小时的节律性变动，如人体的体温、睡眠、人血中皮质醇、促甲状腺激素水平等，这些大多符合一日阴阳消长节律。长周期如月节律和年节律等，与一月和一年四季的阴阳消长变化也多有相似之处。

3. 阴阳学说的多学科研究 近 50 年来，一些学者应用"系统论""耗散结构理论""协同理论"等对阴阳学说进行了研究，取得一定成果，但这些研究多数停留在逻辑分析的水平，尚不深入。20 世纪 90 年代以后，阴阳学说研究扩展到了分子生物学、数学、稳态学、生态学以及计算机方面，另外还涉及系统自组织理论、广义互补原理、狭义相对论、熵变、耗散结构等现代科学领域。

（二）五行学说

1. 五行与系统论 中医学运用五行学说揭示人体各部分之间在形态结构和生理功能方面的复杂联系，并从整体上把握人体生命活动的总规律，这与现代系统论的原理有相似之处。系统论强调研究事物要从整体着眼，整体是由其各组成部分以一定的联系方式构成的。五行学说的实质就是把人们所研究的系统作为一个大系统处理，对大系统中的各组成部分，按功能特性及相互关系分为五个小系统，各小系统之间通过生克胜复机制维持整体的动态平衡与协调。

2. 五行与控制论 控制论的同构理论，是应用类比模拟的方法，在不同对象中寻找所谓同构性——相同的属性、功能和行为，并以此分析和揭示自然系统和人造系统中所进行的信息整理过程和控制过程的一般规律性。同构，含有类比、模拟之意，五行学说的"取象比类"与"同构"理论颇为相似。从控制论来看五行，五行即是木、火、土、金、水五个同构系统，或肝、心、脾、肺、肾五个脏系统，这五个脏系统通过反馈联系，按五行生克制化的规律进行调节和控制，自动保持稳定态。

五脏系统相生相克、相反相成、运行不息，使人体各种功能活动维持相对的稳定，故五行从控制论的角度看也是一种内稳定器模型。五行或五脏的稳态，是人体健康的表现。人体在整个生命过程中总要受到各种干扰，产生不同状态的波动，人体通过自我调节将波动限制在一定的范围内，以维持一种相对的稳定状态。但当致病因素的干扰超过一定限度，人体稳态遭到破坏，则发生各种病变，由生理转为病理。此时必须通过输入外部信息的手段进行治疗，促使病态系统回复到稳态。如"虚则补其母，实则泻其子""见肝之病，知肝传脾，当先实脾""疏肝健脾，清肝泻肺"等治法皆可促使人体由非稳态转向稳态。

3. 五行生克关系与激素调节 近年来部分国外学者（如 Rogers P.）在对五行学说的研究中，将下丘脑—垂体—肾上腺轴控制机制与五行生克关系中的控制体系进行联系、比较，以阐明五行理论的科学性。五行的正常生克关系：生是合成代谢（产生、营养、增长），克是分解代谢（控制、抑制、调节）。生与克表示了动态的合成代谢和分解代谢的持续状态。已知神经介质刺激促肾上腺皮质激素释放因子（CRF）释放，CRF 刺激促肾上腺皮质激素

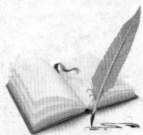

（ACTH）释放，ACTH 刺激糖皮质类固醇（GC）释放，进而通过生环刺激整个身体发生反应（特别是糖原异生）。GC 和 ACTH 也可产生负反馈经乘环（过度作用）和侮环（反作用）控制其较高级的中枢。两者维持下丘脑—垂体—肾上腺皮质轴（HPAA）协调。Rogers P 同时认为五行生克也提供了 HPAA 疾病的诊断和治疗原则。

4. 五行学说与生态学　生态学中宇宙间的一切事物都有互助互利的共生和互相抑制的动态循环平衡。五行系统中木、火、土、金、水之间具有相生相克的动态平衡系。生态循环平衡的运动规律与五行相生相克规律在本质上是一致的。

二、藏象学说的物质基础已基本阐明

（一）心

1. 心主血脉　现代研究多从"心气虚证"的角度来研究心气。研究发现心气虚证病人存在着心的收缩和舒张功能减弱。在自主神经方面，有研究者探索了心气虚证病人自主神经功能的变化，研究表明心气虚证存在着自主神经功能紊乱，其特征为交感肾上腺系统的兴奋性虽见升高，但交感神经的敏感性下降，且迷走神经功能受损。在基因表达研究方面，有研究者检测了心气虚证细胞模型 β 受体、ET 和 NOS 基因表达情况。结果显示心气虚证细胞模型较对照组的 β_1 受体 mRNA 显著降低（$P < 0.01$）、ETmRNA 和 NOSmRNA 则显著升高（$P < 0.01$）。认为心气虚证的分子基因水平的病理生理学基础与 β_1 受体、ET 和 NOS 基因表达有关。对心气虚的研究还有在脉图监测、微量元素、肺功能、血清洋地黄因子、细胞免疫功能等许多方面进行的研究。

2. 心主神志　美国温特堡大学的生物化学家伊纳格米博士发现，心脏是一个智能器官，心脏能够制造出一种称为 ANF 的荷尔蒙，而心脏就凭借此种荷尔蒙将一些"信息"传递到体内其他器官中去，甚至可以和脑沟通。

现代研究也表明，实体的"心"主宰人体生命活动（包括精神思维意识的功能），心脏移植之后几乎改变了一个人的性格和生活方式，简直变为了另外一个人，而失去大脑皮质的人还有意识存在。某病人右大脑半球切除 14 年后，他的某些高级功能仍然存在，精神心理检查表明，他在颜色、音乐、具体人物、环境认知和时空的分辨关系上并没有明显障碍。心脑综合征的表现有反复的意识丧失、失语、感觉减退；重度休克常有意识障碍，如果人脑中的血液循环停止 6 秒，就会引起知觉丧失。体外循环，特别是在阻断主动脉之后，多数病人的意识和自主呼吸均消失，心脏复跳后又能清醒。心脏手术后的病人可以出现精神障碍。这些资料均有力地证明，生命活动（包括精神思维活动）和心脏的功能有着不可分割的关系。

3. 心在体合脉，开窍于舌

（1）在体合脉　有研究认为脉象是心血管功能的外部表现，相应于心脏功能由前负荷、后负荷、收缩力以及心率等因素决定。

心房利钠肽（ANP）又称心房肽、心钠素和心房利钠因子，是一种主要由心脏分泌的活性肽，广泛存在于人及多种哺乳动物。ANP 对心血管系统的作用非常重要和广泛，具有扩张血管，减少机体总血容量，降低心输出量，降低血压，增加心肌营养血流量等功能。ANP 对心功能的影响是多方面的，对血管的影响也较大，ANP 对较大的血管如主动脉、颈

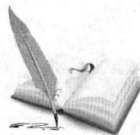

动脉、肺动脉、肠系膜动脉舒张作用强，对小血管影响较小，对肾血管具有选择性作用。

有学者还用彩色多普勒显像的方法研究了寸口桡动脉血管的运动变化，发现脉管的径向运动、轴心位移与心动周期具有一致性，从而验证了"心合脉"的客观性。

（2）开窍于舌　Boriosi G 与 Cantoni T 根据胚胎发育全息理论指出，在原始心管和口腔黏膜之间存在着明显的空间上的邻近。也有人认为心与舌形态结构上的一致性，是脏窍对应关系的依据之一。

有研究表明：舌质颜色不同，心脏血管功能亦有相应的变化。淡红舌者的心脏血管功能较好，而紫瘀舌者的心功能和血管指标的变化均较明显。紫瘀舌、暗红舌的血液黏度增高，末梢微循环障碍较明显，紫瘀舌尚有心脏和大血管方面的功能异常。紫瘀舌的形成是在各种致病因子的作用下，机体相继发生的血流动力学、血液流变学以及微循环障碍等综合因素影响的结果。若将 5 种舌色按心功能指标的优劣排序，则为淡红舌 > 红舌 > 暗红舌 > 淡白舌 > 瘀紫舌。

4. 心与小肠相表里　胃肠激素研究的成果为认识心与小肠的关系提供了依据。肠道分泌的多肽激素对心血管具有重要的生理效应。如小肠 S 细胞分泌的促胰酶可使心排出量增多，对肠系膜动脉、肝动脉有直接扩张作用，从而有利于小肠对营养物质的消化与吸收；半结扎小肠可引起心脏的变化，肉眼、镜下均可见心脏有不同程度的病理损害，而对照组（大肠）则无此变化。这些结果表明，西医学已认识到心与小肠间存在某种联系，循环血量的改变不仅影响小肠吸收、分泌，还直接影响其运动，而小肠分泌的激素同样也可影响到心脏。

"神志之心"包含西医学已证明了的"脑"的功能，已经发现在脑内和肠道中有很多相同的神经递质，如乙酰胆碱、去甲肾上腺素、三磷酸腺苷、γ–氨基丁酸、多巴胺以及 5–羟色胺等。同时存在于肠道中的血管活性肠肽、胃泌素也在脑中存在，一些原来被认为只存在于脑内的 p 物质、神经降压素、生长抑素、促甲状腺激素释放激素、促肾上腺皮质激素及脑啡肽等，也被证实存在于胃肠道内。

5. 心在液为汗　藏象学说关于"心"对津与血的主导与调节作用同心房利钠肽（ANP）在这一方面的作用非常相似。研究表明，ANP 对心血管活动和水及电解质平衡有多方面的影响，是一种控制循环血量和细胞外液量的递质，通过舒张血管，减少机体总血容量，降低心输出量，从而调节循环血量。ANP 对维持水、电解质平衡有重要作用，如摄水行为、渴觉的产生、饮水量的控制，同时也是体内调节循环血量的一个重要因素。

（二）肺

1. 肺主气、司呼吸、主宣降

（1）肺气与肺功能　关于"肺气"与肺功能的现代研究发现，肺气虚病人肺活量（VC）、最大肺活量（MVV）、残气容量与肺活量比值（RV/TLC）、每分钟静息通气量（MV）与正常对照组比较显著降低。慢性阻塞性肺病肺气虚病人的 VC、呼气肺活量（FVC）、第一秒用力呼出量（$FEV_{1.0}$）、50% 及 25% 用力肺活量时呼气流速（V_{50}、V_{25}）、呼气中段流量（MMFF）均明显低于正常人。

（2）肺气与免疫功能　肺泡内有大量的巨噬细胞，含有多种蛋白水解酶和过氧化物酶，有巨大的消化吞噬吸入的病原菌和各种杂质的功能，起着组织免疫的作用。呼吸道黏膜又

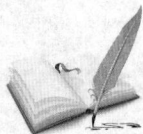

能产生 IgA、IgG、溶菌酶、干扰素等体液性免疫活性物质，与细胞免疫共同对机体起着免疫防御作用。多数研究认为，肺气虚证病人的 IgG、IgM 显著降低，细胞免疫功能受到抑制，免疫调节功能紊乱，肺泡巨噬细胞氧自由基代谢有一定的损害，局部自主神经功能紊乱较明显，自主神经对肺泡巨噬细胞（AM）的调节作用相对减弱。此外，基因研究表明，肺气虚病人存在部分功能基因的异常表达。肺气虚病人的主要组织相容性复合体 Ⅱ 类分子 HLA-DQBI 基因，其高表达导致免疫应答异常，使维持机体内环境稳定的 T 淋巴细胞成熟、分化的过程发生障碍，导致抵抗外感疾病的能力降低，易感外感疾病。

2. 肺朝百脉　"肺朝百脉"指肺对血液循行、血脉运动的调节作用，也包括了肺对血流状态的调节作用，这对血脉的充盈以及血液的流动性至关重要。肺内有前列腺素（PG）、白细胞三烯（LTS）、肺表面活性物质（PS）、血管紧张素（AT）、激肽、胺类血管活性物质等。肺通过对这些物质的生成、激活或灭活，以产生相应的血管收缩和舒张，发挥调节血容量与血压的作用，从而使血液在脉管中循行不止。这一调节机制正是"肺朝百脉"肺调节脉管的功能表现，即肺对血液循行、血脉运动、血液流态及血管调节的作用。

3. 肺主通调水道　20 世纪 40 年代国外医学研究者实验发现：在肺通气过程中增加每次吸入气体的容量，不论人或动物，其排尿量明显减少，若停止正压呼吸，则尿量逐渐恢复原有水平，反之则增加。近年研究表明，肺通气与压力变化能间接地调节自主神经中枢活动。当交感神经兴奋，血浆中去甲肾上腺素和肾上腺素浓度升高时，可以促进肾素的释放，即促进肾小管对钠或水的重吸收，可能是肺主通调水道的原理之一。亦有学者指出，肺静脉左心房连接处的压力升高时，可以特异性地引起肾交感神经传出冲动减少，反之增多，这种神经反射过程称为心肺肾反射。此过程不但可以通过肾交感神经紧张性的变化影响肾小管对有机物、无机物或水分的重吸收，同时这种反射在调节肾素-血管紧张素醛固酮的分泌过程中，也存在着重要作用。

4. 肺主皮毛　肺与皮毛均从外胚层发育而来。在动物进化发展的不同阶段，没有肺的生物，通过身体的最外一层直接与水、空气接触来实现气体、物质等交换。有肺的动物，虽然可通过肺直接从空气中吸收氧气，可是它们的皮肤仍然裸露在空气中，腺体的分泌使皮肤保持湿润，皮下有丰富的毛细血管网，也执行着呼吸功能。

皮肤病病人均有不同程度的通气障碍、弥散功能低下，皮肤烫伤后肺血管通透性显著增高，大面积烧伤早期，肺顺应性下降、闭合容量增加、小气道病变、气道阻力增加；后期的肺损害与创面的炎症和感染密切相关。

5. 肺与大肠相表里　从胚胎发育的角度来看，肺、气管由原肠的前肠发展而成，呼吸道上皮和腺体由原肠内胚层分化而成。肺、气管与肠的结构来源是相同的，这可能是肺与大肠相表里的结构基础。

肺与大肠相表里的生理病理基础研究：肺表面活性物质相关蛋白的主要作用是降低肺泡表面张力，维持肺泡稳定和正常的呼吸功能，在肺内含量极其丰富。有学者在结肠和小肠表面也发现有肺表面活性物质相关蛋白 A（SP-A）基因存在和表达，表明肠道表面和肺表面活性物质有内在的密切联系。

胃肠道内气体主要依靠肠壁血液循环吸收，由肺部排出。肠内气体经肠壁血液循环吸收再由肺部排泄的量较由肛门排泄的量高出约 20 多倍。如果肺部排泄气体功能因肺炎或支气管、哮喘等病变发生障碍时，胃肠道气体的排泄也受到影响，因而引起腹胀。

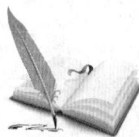

许多严重肠道功能异常的病人常伴发急性呼吸衰竭。有学者以 102 例尸检从黏液组织化学变化观察肺与大肠相表里的关系。肠炎组有波及肺之病理改变，引起肺的淤血、水肿，肺泡壁断裂形成肺气肿；肺炎组可同时伴有肠的充血、水肿。尤其以肺与大肠的黏多糖性质变化值得注意，当肠道急性炎症时，支气管黏膜的杯状细胞和黏液腺内黏多糖由正常的中性或稍偏酸性变为偏酸性，与肺炎组比较无显著差异。反之，当患支气管肺炎时，大肠腺内黏多糖均由正常的酸性变为非酸性，与肠炎组改变相似。

（三）脾

1. 脾主运化

（1）脾与消化吸收　脾虚病人存在着胃的位置下移、空胃、积液、低张胃、排空延迟或增快、胃壁层次及黏膜层光洁度改变等现象。胃黏膜微绒毛变稀，线粒体数目明显少于健康人，并有肿胀、膜缺损、嵴断裂、基质变淡等改变，其主细胞的酶原颗粒数也明显减少；结肠黏膜柱状细胞微绒毛较正常人变稀、数目明显减少等改变。脾气虚证唾液淀粉酶活性比值、D－木糖排泄率和胃电图餐前、餐后幅值均低于健康组，差异均有显著性意义（$P < 0.05$）；在肠道菌群检测中，脾胃虚弱型病人，双歧杆菌、拟杆菌、消化球菌等厌氧菌明显减少；脾虚泄泻病人双歧杆菌（B）/肠杆菌（E）比值低于正常人，揭示厌氧菌减少、B/E 值改变是脾失健运病人微生态学的主要特征。

（2）脾与机体代谢　脾气虚病人胃黏膜环磷酸腺苷（cAMP）、超氧化物歧化酶（SOD）、锌（Zn）、铜（Cu）及线粒体 Zn、Cu 含量较正常人为低。脾气虚时，血乳酸含量增高，血清乳酸脱氢酶活性下降，健脾益气方药对上述病理改变有良好的治疗作用，说明乳酸代谢异常可作为脾气虚证的病理指标之一。

（3）脾与自主神经　脾为后天之本，气血生化之源。气血是构成人体和维持人体生命活动的最基本物质，也是"神"的物质基础。脾虚证气血不足会导致自主神经的某些变化：脾虚证病人真性胆碱酯酶升高，ACh、cGMP 含量增高，脾虚病人的冷压实验、卧立实验、立卧实验、多巴胺式羟化酶及自主神经系统症状调查均证明副交感神经亢进。用 RM－46型多导生理仪记录手心和手背间的皮肤电位证明脾虚证病人交感神经系统处于抑制状态。

（4）脾与内分泌　目前研究认为脾气虚的主要物质基础是胃肠功能紊乱或低下，出现以消化吸收功能降低为主要表现的神经体液调节紊乱、营养物质代谢低下的一系列病理状态。大量实验研究也证明实验动物及脾气虚病人消化道胃肠激素分泌出现异常、紊乱。下丘脑神经肽 Y（NPY）对于机体摄食及能量代谢贮存的平衡有重要调节作用，这些作用与中医对脾运化水谷精微、充养五脏六腑、四肢百骸有着密切的联系。有研究者应用不同造模方法制造脾气虚大鼠模型后，观察其下丘脑神经肽（NPY），发现经泻下法和劳倦法塑造的脾气虚模型大鼠下丘脑 NPY 含量均较正常大鼠明显升高。也有研究者报道脾胃气虚型厌食症患儿血浆 NPY、血浆 NT 升高，证实脑肠肽——食欲中枢紊乱是小儿厌食症发生发展的重要环节。

（5）脾与胃黏膜防御功能　以健脾益气为主的方药可预防或减轻无水乙醇等多种损伤剂造成的大鼠胃黏膜肉眼损伤及光镜和电镜下黏膜细胞的改变，减少胃黏膜电位差的下降幅度，具有非特异性的胃黏膜保护作用。这种作用的产生是迅速而持久的。脾虚病人胃黏膜血流量（GMBF）、胃黏膜前列腺素（PG）、超氧化物歧化酶（SOD）等均明显减少，健

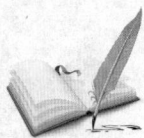

脾益气的方药可增加 GMBF 和 PG 含量，可通过增加黏膜表面黏液层的厚度及黏膜内氨基己糖的含量来增强黏液屏障，提示脾胃与胃黏膜防御功能的关系涉及多种防御因子。

2. 脾统血 动物实验脾虚模型见有心血管组织细胞的线粒体空泡样变，心肌糖原、脂类、酯酶活性下降，血小板功能不良和毛细血管脆性增加等。

3. 脾在液为涎

（1）唾液的分泌 脾阳虚病人大多有副交感神经偏亢的现象，其消化腺分泌亢进，唾液量多；脾阴不足的病人交感神经兴奋性增高，能降低唾液的分泌量。

（2）唾液渗透压 脾胃虚寒型之唾液渗透压稍有降低，唾液量多而稀薄；而肝胃不和型病人的唾液渗透压显著升高。

（3）唾液蛋白含量 唾液蛋白含量依次按湿热、正常、阴虚、气血两虚、阳虚顺序递减。

（4）唾液淀粉酶活性 脾虚病人在无负荷下唾液淀粉酶活性偏高，而在酸的有效负荷下，唾液淀粉酶活性反而降低。表明其储备力不足，应激性较差，消化功能低下。

（四）肝

1. 肝主疏泄

（1）与心理应激和自主神经系统 肝的功能与一定的神经—内分泌—免疫网络调节机制相关，肝病病人普遍存在着自主神经功能状态失调，肝的实证和虚证都表现出不同程度的神经内分泌功能紊乱。实证以交感神经功能偏亢为主，虚证以副交感神经功能偏亢为主，故肝气郁结与中枢神经对精神情绪调节功能的异常密切相关；肝阳上亢、肝风内动以及肝火上炎证病人外周交感—肾上腺髓质功能偏亢，病人处于心理应激水平增高的状态；慢性肝病及自主神经功能紊乱性疾病的肝气虚证病人情绪异常以焦虑抑郁的混合状态为主，其人格特征以不稳定、倾向内向或内向者居多。

（2）与解毒功能 "肝主疏泄"包含着排泄、解毒、维持机体平衡稳健的作用。现代医学研究证实，正常机体肝脏可分泌毒素至胆汁，经胆道及肠道排泄出体外。肝脏的解毒作用，是通过氧化、还原、结合、分解等方式进行的。肝脏中的库普弗细胞有吞噬异物的作用，使异物从血流中消去。库普弗细胞也能制造部分抗体。肝脏还能合成参与解毒过程的各种酶。

2. 肝藏血 肝脏为体内重要的贮血器官之一，人静卧时肝脏可增加血流25%，整个肝脏系统包括静脉系统，可贮存全身血容量的55%。正常人一旦急需时，肝脏至少可提供1000~2000 ml 血液，以保证足够的心排出量。肝脏血流量受神经、激素的控制。肝脏血管上有 α 受体与 β 受体。α 受体兴奋使 cAMP/cGMP 比值下降，而 β 受体兴奋使 cAMP/cGMP 比值上升，所以，肝脏调节血量的功能也受 cAMP、cGMP 水平的影响。

此外，如果肝脏的解毒功能减弱，肝疏泄功能失职，去甲肾上腺素被假性介质所取代，皮肤黏膜小血管舒张，会出现"肝不藏血"，如蜘蛛痣、肝掌等现象。

3. 肝在体合筋，其华在爪 肝病病人的乏力程度依次为：肝胆湿热证＜肝郁脾虚证＜脾肾阳虚证＜肝肾阳虚证。血清中铜、锌、铁、镁四种元素的下降趋势与病人的乏力程度和次序一致，故微量元素是肝为"罢极之本"和肝在体合筋的物质基础之一。

（五）肾

中医"肾"的功能及临床表现，涉及人体水液代谢、免疫、泌尿、生殖、生长发育、

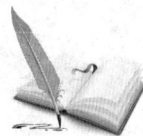

骨的生长功能等，涉及人体许多重要的基本生命活动。

1. 肾藏精

（1）肾阴、肾阳与下丘脑—垂体—内分泌腺轴的功能　中医"肾"的功能包含了现代内分泌系统的功能。

1）肾阴、肾阳与下丘脑—垂体—肾上腺皮质轴　肾阳虚病人，尿中 17 - 羟皮质类固醇的排出量降低，表明有不同程度的肾上腺皮质功能减退，对促肾上腺皮质激素（ACTH）的反应延迟，应用助阳药治疗可使之恢复正常。使用大量外源性皮质激素，可致实验动物发生肾上腺皮质功能衰竭现象，类似于临床上所见肾阳虚，使用助阳药（附子、肉桂、肉苁蓉、仙灵脾等）可对抗之。而在肾阴虚病人，可见尿中 17 - 羟皮质类固醇有不正常的升高，应用某些滋阴药可调整之。在临床上，滋阴药还可减轻由应用皮质激素所产生的副反应。

2）肾阴、肾阳与下丘脑—垂体—甲状腺轴　在肾阳虚病人，血中 T_4 水平降低，对促甲状腺激素释放激素（TRH）兴奋试验延迟。应用助阳药治疗，可使之恢复正常。在动物实验，应用他巴唑造成甲状腺功能减退，动物出现类似于肾阳虚的表现，并引起腺垂体和甲状腺形态学改变，使用助阳药物治疗，可使之恢复正常。而在甲状腺功能亢进病人，表现一派阴虚火旺证候，可用滋阴药治疗。在实验动物应用甲状腺素造成"甲亢"，类似阴虚证，采用滋阴药有效。

3）肾阴、肾阳与下丘脑—垂体—性腺轴　性有男女之别。从阴阳来分，雄属阳，雌属阴，故体内睾酮属阳，雌激素属阴。在同一轴中，下丘脑—垂体促性腺功能属阳，性激素功能属阴。研究发现，男性肾阳虚病人，测定血中激素水平，雌二醇（E_2）、黄体生成素偏高，睾酮偏低，E_2/T 比值偏高，LRH 兴奋试验反应延迟。温补肾阳治疗可调整这种功能紊乱。在动物实验，给雄性大鼠注射雌二醇，可导致类似肾阳虚证，用助阳药可矫治之。女性，若由于下丘脑—垂体功能减退，常表现为阳虚证，应以温补肾阳施治。若由于卵巢功能减退，雌激素水平低下，而垂体促性腺激素水平高，常表现阴虚证，例如在某些更年期综合征所见。在动物实验中，切除甲状腺、肾上腺，造成卵巢功能减退，应用补肾药如附子、肉桂、巴戟天、菟丝子、肉苁蓉可矫治，而滋阴药无效。

（2）肾阴、肾阳与自主神经系统的功能　交感神经系统的活动与肾上腺髓质紧密相关，而迷走神经则支配胰岛素的分泌，形成两个相互对立又统一的调节系统，体现了阴阳对立统一规律。研究发现，肾阳虚病人，常表现交感神经活动减弱，如对冷加压试验可无反应，或呈双向反应，甚或出现倒错反应。而阴虚则常表现交感神经活动亢进，冷加压反应比正常明显增强，对眼—心反射可无影响，甚或反而使心率加快。这些功能障碍经调补肾阴肾阳均可矫正。

（3）肾阴、肾阳的分子生物学基础　研究发现，当切除甲状腺或肾上腺引起卵巢功能减退时，卵巢组织的促性腺激素受体数目和亲和力均降低，此时给予补肾药物如菟丝子、巴戟天等，可使其受体数目和亲和力有所恢复。还有研究表明，肾阳虚时，糖皮质激素受体功能下降。又观察到在肾阳虚模型大鼠，大脑皮质、海马内的肾上腺素能受体明显减少。

在甲亢阴虚病人，cAMP/cGMP 比值明显低于正常，cGMP 占优势，经治疗后恢复正常。在甲状腺功能减退的阳虚病人，cAMP/cGMP 比值高于正常，经治疗后也恢复正常。cAMP 与 cGMP 作为一对相互拮抗的第二信使，在细胞功能的调控上可能有重要作用，这也体现

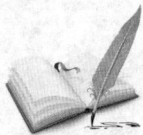

了阴阳对立统一规律。

2. 肾主水　现代研究表明，肾主水的机制是通过肾小球滤过功能、无溶质水清除功能、血浆胶体渗透压相对恒定及肾血流量等环节实现的。肾主水是在神经、内分泌系统的参与下通过尿量来调节水液代谢的。有研究表明肾虚病人肾脏的水盐代谢功能失调。

3. 肾主纳气　有研究认为肾主纳气机制是肺泡气经血液循环至肾脏，肾脏通过肺调节二氧化碳呼出量来调节碳酸浓度，从而调节酸碱平衡来维持正常的纳气功能。此外，肾主纳气也与肾脏相关的内分泌调控有关，当交感—肾上腺髓质系统兴奋时，儿茶酚胺的分泌显著增加，呼吸加强、加深、加快，当该系统被抑制或儿茶酚胺受体功能低下时，呼吸变弱、变浅、变慢；促红细胞生成素（EPO）属于"肾藏精"的范畴，EPO 调节红细胞生成的反馈环，使红细胞数量保持相对稳定，红细胞是 O_2 和 CO_2 的运载工具，因此，肾脏可通过 EPO 而影响呼吸。临床肾性贫血时出现呼吸浅快，即为"肾不纳气"之实例。

4. 肾开窍于耳　对豚鼠肾阳虚动物模型内耳生物电的变化进行研究，发现模型动物内耳生物电波形异常、振幅降低、听阈升高、电位持续时间缩短。说明肾阳虚状况下的动物内耳功能受到损害。使用温补肾阳中药可以改善内耳生物电的异常改变。

此外，从耳毒性药物的肾毒性及肾衰竭、肾移植病人等肾疾病表现为听力障碍等现象，推测肾与耳在病理上存在内在联系。临床补肾中药对耳功能有改善作用。

5. 肾主骨生髓

（1）**肾主骨**　从补肾壮骨益精防治骨质疏松症角度探讨肾主骨的现代科学依据。研究表明，补肾生髓壮骨中药能够提高骨质疏松（去势大鼠）和自然衰老大鼠雌二醇（E_2）、降钙素（CT）的含量；降低甲状旁腺激素（PTH）、碱性磷酸酶（ALP）、酸性磷酸酶（ACP）活性；提高老龄大鼠肋软骨氨基多糖（GAG）中己糖醛酸含量，有效调节和促进实验动物软骨代谢；并通过调控大鼠肠黏膜维生素 1，25 $(OH)_2D_3$ 受体、肾组织中 Smurf1 和 Smurf2、下丘脑 BMP-4 和 Smad6 等 mRNA 和蛋白表达，促进肠钙的吸收，对骨质疏松症有一定的防治作用。其作用机制可能与红细胞膜 PKC、Ca^{2+}，Mg^{2+}-ATP 酶、MAPK 酶及 ERK 酶活性有关。以上说明钙的吸收和代谢与肾有关。

（2）**肾生髓化血**　补肾生血药能明显促进辐射损伤后小鼠外周血象的恢复，明显提高骨髓多能造血干细胞活力；改善苯所致小鼠骨髓及外周血的损害，具有保护骨髓、促进造血的作用。补肾药还能使马利兰诱发骨髓造血障碍小鼠的脾淋巴细胞 DNA、RNA 的荧光强度明显增强，改善超微结构下造血细胞的损害程度，维持骨髓早期造血细胞的正常结构和生理形态，提高自然衰老大鼠骨髓造血细胞 DNA 合成代谢和 DNA 甲基化酶活力。另有研究发现，慢性肾性贫血病人血中促红细胞生长素（EPO）含量明显减少，肾与人体造血功能有关。

（3）**肾生脑髓**　补肾生髓健脑中药能够降低老龄大鼠脑组织乙酰胆碱（ACh）、胆碱乙酰基转移酶（ChAT）活性，提高胆碱酯酶（ChE）、乙酰胆碱-M 受体的亲和力及数量、中枢胆碱能神经系统的应答能力。还有研究表明，补肾药可以诱导骨髓间充质干细胞（MSCs）向神经细胞分化，特别是向神经干细胞分化，并通过神经干细胞的进一步分化发挥脑保护作用。

6. 肾其华在发　临床研究结果提出微量元素 Zn、Cu、Sr、Ca、Mn 可作为儿童生长发育的指标；发中 Ca、Mn、Sr 含量可反映人体生长发育和衰老的总体水平；发中 Fe、Cu、

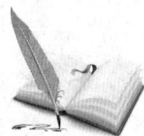

Pb 含量升高及 Zn、Ca 含量降低是慢性肾炎虚证病人精血内虚的特性表现，可能也是衰老的象征。

7. 肾在志为恐 采用惊吓伤肾的多种动物模型进行性腺轴的结构和功能变化研究，结果表明小白鼠、猫及狗的睾丸、脑垂体等组织在形态上有不同程度的损伤，其病理改变主要在垂体—性腺轴。电镜观察证实，小白鼠的睾丸精子成熟过程受阻，脑垂体促性腺激素细胞等均有胞浆内细胞器变性、坏死，细胞核固缩、核溶、坏死等表现。

8. "肾应冬" 的研究 围绕"肾应冬"与下丘脑—垂体—性腺轴和下丘脑—垂体—甲状腺轴功能调节的关系开展了大量的理论、实验研究工作，以揭示"肾应冬"的现代生物学内涵。有研究表明，大鼠血清 T_3 和 T_4、甲状腺 TSH 受体含量、垂体 TRHmRNA、下丘脑 Gi、垂体 Gq 变化呈现冬高夏低的规律。大鼠下丘脑、垂体、甲状腺 c–fos 和 c–junmRNA 具有冬季表达强烈、表达量多，夏季表达减弱、表达量少的规律；行松果腺摘除术后，这种规律消失。提示中医"肾应冬"调控机制与下丘脑—垂体—甲状腺轴功能的季节性变化及松果体密切相关。由此提出，"肾应冬"的内涵之一是肾的生殖功能在冬季减弱，在夏季增强。松果腺可能是季节与生殖联系的中介。松果体依照四季时间不同分泌不同量的褪黑素（MLT），作用于下丘脑—垂体—性腺轴或褪黑素直接作用于垂体、性腺的结合位点，从而对性腺的四季功能发挥调节作用。

三、气的实质已部分阐明

（一）气与现代场理论

宇宙天地和自然万物都是由"元气"构成的，"元气"处于不停的运动之中，气只有聚散，而无生灭，有形可见的东西是气之聚，无形不可见的东西是气之散。在量子场论中，场和粒子是物质存在的两种不同形态，粒子间的相互作用是以产生和湮灭粒子的形式而表现出来的。在微观过程中，粒子的产生和湮灭是其普遍特征，物质本身不生灭，但其存在形式却没有一种是不生灭的。在一定条件下，它们都可以产生、湮灭和相互转化，而且是两种不同的物质形态粒子和场之间的相互转化。

元气学说中，阴阳二气的升降相因、动静相感，产生世界万物和变化，气的运动的动力来自于其内部，气的运动和变化是事物本身的固有属性。按照量子场论，一切相互作用都是通过交换粒子。电磁作用交换的是光子，核子间的相互作用交换的是介子。在场论中，粒子间的相互作用力表现为粒子的内在特性。"气"和"场"都是从事物内部的矛盾来说明自然界的运动和变化规律的。美国理论物理学家卡普拉（F. Capra）认为，在中国哲学中，"气"这个字，在古代的中国用它表示生命的气息，或者表示宇宙具有生气的能量。和量子场一样，"气"也被看作是一种微妙而不可感知的物质形式，它存在于整个空间中，并且能聚集成致密的有形物体。

（二）气与生物能

有研究认为气的本质，是通过神经递质、激素、第二信使（cAMP）、酶等物质代谢起调控作用，都与三磷酸腺苷（ATP）能量代谢有关。气的功能和 ATP 的生物功能，都是有专一性的。心气、胃气、脾气、肺气等，它们之间都具有各自的生理特性，各脏腑之间可以相互影响，但都不能相互替代。ATP 是在细胞内生成的，在血中并不存在，在各组织细

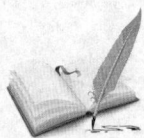

胞内所合成的 ATP，仅能满足其自身功能的需求，而不能互为取代或贮存。但各组织所合成的 ATP 部位、前体（物质来源）和途径都是相同的（仅红细胞例外是无氧酵解供能），不同器官的生理功能具有高度的特异性。

（三）气与物理量能信息流

从现代医学的角度出发，细胞是组成包括人类在内的所有生物体的基本单位，细胞凭借自身繁杂的结构，进行着各种复杂的生化反应、新陈代谢和能量转换，并维持着细胞本身以至人体整个生命的延续。而细胞以至机体在其新陈代谢的全过程中，同时对应产生声、光、电、磁、热、电磁波、振动等各种物理量及其量值的变化。测定这些物理量的量值变化，就可以了解掌握人体的新陈代谢的全过程。这些变化的物理量能透过细胞膜注入到细胞间液中去，形成物理量能信息流，也就是中医学中"气"的概念。

（四）气与免疫功能

实验研究证明气虚、阳虚病人 IgG 和 IgM 低于正常人，B 淋巴细胞转化率、T 淋巴细胞转化率、补体 C3、循环免疫复合物均低于正常人。对气虚证、阴虚证的消化系统疾病病人外周血淋巴细胞酸性脂酶（ANAE）检查，发现气虚证病人 ANAE 阳性率降低，免疫功能低下。补气中药不但可提高细胞免疫和体液免疫功能，还能调控体内 cAMP/cGMP 的比值，通过各种免疫途径抑制癌细胞的生长，增强免疫稳定与监视功能。

（五）气与神经系统

人体的阴阳平衡消长，五行生克制化，是以气为中心的信息反馈系统调控的，所以气具有信息的传递、保存、交换的特征，这和神经系统对信息传递、贮存、交换、整合处理功能相似。气在体内周身循行不息，且有昼夜的变化规律，人体的神经冲动也不断通过自主神经向全身器官传导，并与器官活动状态变化同步。全身脏腑的功能活动，有赖心气、肺气、脾气等功能之气的正常运行。这与自主神经支配胸腹腔脏器活动相一致。从现象与速度上观察，气与自主神经的信息传导很相似。

研究报道表明，脾气虚病人常有唾液量稀薄、纳呆、肠鸣、便溏等症状。测血浆多巴胺 - β - 羟化酶（DβH）值常偏低，而乙酰胆碱酯酶（AChE）活性增高，提示副交感神经活动偏亢。健脾益气治疗后，脾虚证好转，AChE 的异常也有改变。冠心病心气虚病人，DβH 值和活性均增高，提示交感神经的功能偏亢，这些例证均说明，脏腑之气与自主神经活动密切相关。

四、经络功能、实质的多方位研究正在继续

（一）循经感传现象的研究

早在 20 世纪 50 年代就已开展循经感传现象的生物物理学研究。我国生物物理学家的研究发现了经络隐性循经感传线及其低阻抗性和高振动声现象，并对截肢前后的经络线进行了测定，实验结果发现：经络系统是不依赖神经系统和血液循环系统而独立存在的。另外，采用放射性同位素标记生物有机大分子作为示踪材料，发现注入人体内的放射性物质集中在一条宽约 5 mm 的线上、有确定的方向和速度、并沿一维方向传播的现象，放射性粒子主要沿经络流注方向运动，表明人体内确有物质和信息沿着经络路线传播。此外，利用

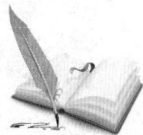

声探测和计算机并结合频谱技术发现经络循行线还具有特殊的导音性；应用高度敏感的仪器，可测出经络线上发出的光子较非经络线高 1.5 倍；应用遥感原理，在红外热像仪上拍摄出经络线上皮肤表面的温度与非经络线有很大差别。

（二）循经感传与内脏及器官效应

经络网络连缀了人体各部组织，当经络功能发生变化时，可在相应脏器产生反应，表现为刺激体表一定的穴位产生循经感传，"气至病所"后，就是针刺得气后，感传循经趋向病变部位，使病区痛阈提高，其调节效应类似自主神经的内脏调节效应，从而引起相关脏器的功能改变。

1. 与心血管系统的相关性 针刺心肌病病人双侧内关穴，用易感点寻气法及摇针进捻搓弹的催气法，配合接力法等手法，使感传沿手厥阴心包经气至病所。测试有关心血管功能指标时发现，气至病所后能使心缩指数（HI）提高，射血前期（PEP）缩短，左心室射血时间（LVET）延长，每搏输出量（SV）与心排血量（CO）均增加。提示气至病所感传可使心脏病病人心功能代偿潜力和心肌活动能力得以调动，左心室功能好转。

2. 与消化系统的相关性 无论针刺感传还是经穴输声之声信息循经传导，均能产生胃肠道运动效应，使胃电图改善，胃肠平滑肌张力改善（低张力提高、高张力降低）。刺激脾经腧穴感传到达腹部时，受试者腹内觉灼热感，其对内脏的调节均为双向性良性调节。

3. 与呼吸系统的相关性 适宜的循经感传强度，对支气管平滑肌的紧张性、肺循环阻力有良性调节作用，从而改善肺功能。当感传到肺时，受试者每分钟肺通气量从 5.25 ml 增加到 7.3 ml。

4. 与泌尿系统的相关性 感传对泌尿系统功能的影响显著。电针肾经复溜穴和膀胱经至阴穴，尿量、尿钠、尿钾、尿肌酐排出量均有显著增加。针刺治疗遗尿、尿潴留、泌尿系结石的效果良好。

5. 与神经系统的相关性 循经感传到头部可诱导睡眠状态，是脑电有序化的高度抑制下的整合过程。感传对大脑皮质体觉区诱发电位存在影响，从感觉生理的角度客观证明了循经感传现象。

6. 与特殊感官的相关性 循经感传至五官时（当感传循着经络至面颊部时），受试者觉下齿发酸；至迎香时，觉鼻内发酸；至唇部时，觉嘴唇"变厚"；至眼部时，觉眼花或视觉明亮；至耳部时，觉耳鸣；至咽喉部时，觉咽干、言语困难；至面部时，面肌抽跳，同时可记录到肌电发放等。针刺光明穴、合谷穴，可使视网膜电图（ERG）的 b 波增大，产生视觉变化。针刺胃经足三里或肝经中都穴贴磁，当感传上达头部时，可使瞳孔扩大，视物骤然清晰。针刺肝、胆经穴，感传上达眼部 2 分钟后，色觉由白色变绿色，红绿周边视野缩小，视网膜颞侧反光增强，当停止刺激后感传消失，色觉又恢复正常。针刺脾经三阴交等穴，凡感传到达舌下者，均可观察到脾经味觉现象。

（三）经络实质研究

从经络的功能来看，经络系统一是把机体各个部分联成整体的"联络系统"；二是维持机体脏腑功能平衡的"调节系统"；三是机体对环境刺激做出的适应性应答的"反应通路系统"。在 20 世纪 60 年代，基于经络系统功能，众多研究者从现代人体科学已知的机体"联络—调节—反应"相关性最大的"神经—内分泌—血液—淋巴"等方面探索经络的实

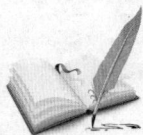

质，论证针刺镇痛在临床上的明显疗效。

1. 经络与神经—体液的关系

（1）分布区域的同一性　应用经穴局部解剖的方法证实，经穴与周围神经关系非常密切。经络、穴位的所在部位均有神经纤维及神经末梢分布，而且经络的循行分布大部分与周围神经分布基本一致。经穴周围的神经分布与相关脏器的神经分布属于同一脊髓节段，或在该脏器所属的神经节段范围之内。十四经经穴主治病症大多数都可以用神经节段反射调节机制来解释。

（2）调节效应的同一性　经络针刺效应如疼痛、镇痛、改变胃肠蠕动、调节心率等，均须通过神经—内分泌或自主神经的调节来实现。譬如针刺镇痛作用原理，是针刺激活脑内的内阿片肽系统，通过3个部位发生镇痛作用：一是脊髓内脑啡肽能神经元释放相应递质，抑制传入末梢释放P物质，从而抑制脊丘束痛反射；二是中脑脑啡肽能神经元兴奋，释放5-羟色胺，以抑制脊丘束；三是垂体释放8-内啡肽，通过血循环到达脑与脊髓，阻断痛觉传递。上述诸方面的神经—内分泌调节共同作用达到镇痛的结果。

2. 经络与血管—淋巴系统的关系

（1）分布有一定程度的相关性　经络走行线路与血管、淋巴管的分布有联系，古人把观察到的血管或经脉作为经络的形态学依据。

（2）络脉与微循环生理功能相似　经脉是运行气血的通道。经脉的生理功能是"输气血，濡组织"，并进行营血与津液之间的相互转化。西医学中，微循环的生理功能是供血供氧、血管内外进行物质交换、血与组织液相互渗透平衡，从而可见络脉与微循环在功能上是一致的。

（3）病理及其逆转原理相似　经脉气血瘀阻与微循环障碍的病理和临床表现相类似，用活血化瘀治法疏通经脉气血与西医改善微循环的治疗效果可以互通互用。

3. 经络与针感组织的关系　针刺后获得的针感，源于刺入部位的上皮组织、皮下结缔组织和肌肉组织等针感组织接收信号而传播。因此，研究针感组织细胞在接受针刺时和接受针刺之后发生的生物物理或生物化学改变，如产生生物电流、组织化学改变、超微结构改变、粒子漂流、生物场的变化等，以探索经穴现象的实质。

五、中西医病因学中存在着一定的通约性和互补性

（一）外感病邪的中西医结合研究

1. 六淫

（1）六淫致病相关因素分析　许多学者从气象医学的角度对六淫发病进行了探讨，提出气象病理这一新概念，认为气象因素对人体直接产生作用可能有以下几个环节。一是通过皮肤感受器接受的刺激；二是通过眼睛——视觉接受光线刺激；三是通过耳内的压力感受器接受的刺激；四是通过鼻腔及其他黏膜接受的刺激；五是条件反射是人体对气象因素反应的一个重要环节；六是内分泌系统参与了反应。气象医学认为，气象因素中的气温、气压、湿度、气流等四个因素与人体健康密切相关，六淫中的寒、火（热）是对大气温度两极的定性描述，燥、湿是对大气水气含量的定性概括，气流与风又有密切的关系。

此外，季节气候对可以引起人类疾病的病原微生物如细菌、病毒和寄生虫的繁衍和传

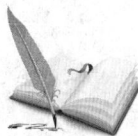

播影响很大，由于微生物的品属低、生存期短、繁衍快，因此它们受环境的影响将更为快捷，更为突显，亦可以说环境条件对于它们的生存是决定性的，而它们的存在状态对人类的健康影响是非常大的。同时气象因素对人体免疫抵抗力和调节适应能力也有很大影响，可诱发或加重某些疾病，如消化系统疾病、风湿病、心血管疾病等。所以，六淫并不是单纯的气候因素，还包括细菌、病毒等生物致病因素和机体反应在内。

（2）六淫的临床与实验研究

1）风邪与寒邪的研究　气象医学研究表明，风是由气温和气压的变化引起大气流动而形成的，流动性大，变化多端，穿透性强，对人体的影响表现在可降低体表体温，提高散热量等方面，因而感受风邪可见明显的恶风或恶寒、发热等症状。风还常以"气溶胶"的形式存在，流感病毒、柯萨奇病毒和腺病毒等100多种病毒能通过气溶胶的方式引起疾病，相当多的疾病与气溶胶感染有关，因此有人将风邪认为是"传染性微生物气溶胶"，上述认识与中医学"风为百病之长"的观点和"风善行而数变"致病具有广泛性，并能兼夹其他病邪侵犯人体的认识是一致的。

寒冷的物理因素可使机体的新陈代谢降低，生理防御功能下降，如寒冷能直接损伤人体引起冻伤；寒冷还可降低呼吸道黏膜抵抗力，而成为感冒和呼吸道疾病的重要诱因。动物实验研究表明，风寒刺激后的小鼠网状内皮系统廓清功能及腹腔巨噬细胞释放过氧化氢量均受到明显抑制，而免疫抑制可能由风寒过程中应激激素大量分泌所致，提示风寒两气致病机制与抑制机体非特异性细胞免疫功能有关。

2）燥邪与湿邪的研究　燥和湿是以湿度为特点的物理因素。燥是指一种干燥缺乏水分的空气状态。从水分与能态调节来说，燥可致人体水分缺失，即导致携能粒子或高能态的"冷却障碍"产生热象，为间接高能态。在干燥环境中，空气分子极度缺水，人与空气之间的"渗透压"显著增大，人体水分极易渗出、散发而致津伤。呼吸道黏膜与肺黏膜直接与外界接触，比皮肤更易受干燥空气影响，因此燥易伤肺。主要病变与体液丧失和消耗引起的脱水症有关，在秋季气温下降，在低温低湿的环境中，鼻黏膜的毛细血管收缩、血流减少，鼻黏膜易发生细小皲裂，此种环境适宜于病毒的生存繁殖，且鼻腔局部血管收缩，分泌中的免疫物质明显减少，因此极易感冒诱发支气管炎；也有报道，当相对湿度降至30%以下时，能使上呼吸道黏膜出现干燥不适感，并可产生黏膜破损和感染。

湿与水液代谢障碍关系密切，水湿趋于下的原因是生理功能低下，当钾、钠等电解质分配紊乱时，组织间过剩的水分由于受到重力的作用，渗流到体内较低的位置。而下肢重着、头重如裹、筋骨肌肉酸痛可能与局部组织细胞含水量增加、代谢产物蓄积、刺激神经末梢、血液浓度降低、营养供应不良等因素有关；脉缓可能是由于血液浓度降低、血液充盈度增大，同时心肌收缩力减弱所致；舌体胖嫩则是机体水湿过剩的外部指征。此外还有研究表明，湿邪的本质并非单纯指水湿而言，还包括与在一定湿度生长繁殖的病原微生物如细菌病毒，以及免疫、能量代谢、胃肠道功能、水液代谢等因素失调密切相关。

3）暑、火（热）邪的研究　暑、火（热）一般是指与温度有关的致病因素，即温度较高、炎热的物理因素，其侵犯人体后，产生局部或全部的高能态，一分高能态消耗一份水，最终必将导致伤津。有学者用热性药或外用松节油皮下注射造成的实热证大鼠模型，也表现为代谢亢盛的病理改变，这与中医阳邪的临床特点是一致的。在对高温中暑致病的研究中，探讨了热应激蛋白（HSP70）水平与细胞因子在高温中暑发生的病理过程中的水

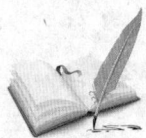

平变化和相互关系，结果表明机体热适应性的建立，与热应激蛋白之间网络的互相作用有关，其中血浆白细胞介素 2 水平下降可能是 HSP70 表达下降的重要因素之一。因病理因素破坏了网络调节平衡，最终导致热应激蛋白表达的下降，可能是导致中暑发生的主要原因，而高浓度 HSP70 抗体可作为中暑易感性的生物标志物。

此外，在对火（热）的研究中，有学者认为火（热）除可表现为炎热的物理因素外，还与某些致病性微生物密切相关，这类微生物对环境、温度的变化敏感性很强，温度的变化可直接影响其是否引发疾病。

2. 疠气 疠气属于生物性致病因素。从现代微生物学、传染病学的角度来分析，疠气的性质、致病特点，都与微生物学和传染病学所阐述的病原微生物的致病特征相吻合。SARS 是 21 世纪发现的第一个具有全球流行趋势的新型严重传染病，是一种严重的急性呼吸道传染病，属于中医"温疫"的范畴，其病原体是一种新型冠状病毒（SARS – CoV）。禽流感是由禽流感病毒引起的一种烈性禽类传染病，因其可以直接感染人类而发病，所以它是继 SARS 后又一威胁人类健康的传染性疾病。根据其发病原因、感染途径及证候特点分析，本病与非典一样，也属中医学"温疫"范畴。运用建立在疠气学说上的温病理论为我们防治新的烈性传染病奠定了良好基础，而从中医角度对这些疾病进行的研究也会进一步完善和发展温病学理论。

（二）内伤病因的中西医结合研究

1. 七情内伤的实质含义研究 据统计人类百分之七十的疾病与心理因素有关，遍及内、外、妇、儿、口腔、眼等各科，如常见的冠心病、原发性高血压、支气管哮喘、偏头痛、甲亢、肿瘤、消化性溃疡、更年期综合征、青光眼等，因此，有学者认为中医七情致病理论是心身医学理论的最早雏形。随着西医学从生物医学模式向生物—心理—社会医学模式转变，对情志因素致病的研究逐渐加强。

西医学认为，精神状态是一个综合空间、时间、质量、能量的多元结合体，是一个复杂的系统。人的情绪、情感、思维等心理变化的本身是物质运动的结果。人的心理活动过程是脑内各种代谢物质错综复杂变化的结果，伴有化学物质的化合和分解。精神因素的致病机制及其物质基础是中枢神经系统、内分泌系统和免疫系统的作用改变，它们彼此又是相互联系、相互影响，从而构成神经—内分泌—免疫网络系统。环境刺激引起的情绪变化会通过大脑边缘系统、下丘脑、垂体及靶器官引起一系列神经生理、生物电、生物化学、内分泌、免疫等活动的变化而导致疾病。已证实与人的精神活动有密切关系的腺苷酸环化酶在脑组织中含量最多，长期处于兴奋或抑制状态就会引起脑内环核苷酸类神经介质的代谢紊乱，以致出现与精神、情绪等心理活动异常有关的病变。

2. 饮食失宜 饮食水谷是人体气血、津液生成的重要来源，合理的饮食对维持人体生命活动至关重要。故中医认为饮食失宜也是重要的致病因素。

西医学将饮食因素与生活方式疾病（如高血压、糖尿病等）相联系，从营养学、预防医学、康复医学的角度分析饮食对人体健康与疾病的关系，这与中医的饮食失宜病因理论在指导思想上是一致的，因此成为近年来的热门研究方向。在饮食与疾病相关性研究中，最多的是有关饮食与糖尿病的研究，摄入高热量、高脂肪、高糖类、高蛋白类食物、精制蔗糖和低消耗热量失衡是 2 型糖尿病的发病诱因以及是否能得以有效控制该病的影响因素。

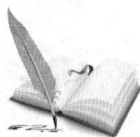

3. 劳逸失度 实验研究发现长期力竭运动可使大鼠卵巢卵泡的发育、成熟、排卵、黄体形成等功能发生抑制，使颗粒细胞、卵泡膜细胞、黄体细胞等超微结构发生改变，细胞功能包括性激素的分泌功能受到抑制，性激素水平下降；长期力竭运动还对卵巢颗粒细胞、黄体细胞的雌激素受体（ER）、孕激素受体（PR）的表达具有抑制作用。据调查，与非运动员的女性相比，女性运动员中有更高的比例发生原发性闭经，患有闭经的女性运动员的促性腺激素的分泌与释放似乎恢复到月经初潮之前的状态，在芭蕾舞运动员中所观察到的继发性闭经在休息阶段的恢复现象说明了闭经与运动水平的关系。

有关缺失运动与人体健康关系的研究发现，闲时不运动者染色体端粒比运动的人要短。调查显示，那些不运动的人与每周运动 3 小时以上的人相比，其端粒平均要缺少 100 个碱基对，转换成生物年龄，前者比后者丧失 10 岁，运动与端粒长度之间存在直接联系，虽然端粒缩短后没有可能再恢复，但运动可以使端粒缩短的进程放慢。因此，劳逸失度致病在今天有着重要的现实意义，需要加强研究并在养生防病中予以运用。

（三）病理产物的中西医结合研究

1. 痰饮 痰饮是中医学中特有的重要致病因素，因其致病的多样性和治疗的特殊性得到人们重视。有研究认为痰证是一个复杂的病理生理过程，涉及多器官、多系统，并非单纯的某一种物质。各种致病因素，首先引起神经内分泌异常、自主神经紊乱、体液代谢及物质代谢障碍，从而导致代谢产物堆积，内环境紊乱，表现为痰证的一系列临床症状。另有研究认为痰的病理变化过程可能是：细胞和组织的萎缩、变性和坏死，组织的病理性再生，坏死物质及纤维素性渗出物的机化，坏死物质及异物包裹，组织的肥大和增生，水和电解质的代谢紊乱，炎症的渗出、变质和增生，免疫反应及其产物等。

近年，现代研究对痰证实质及致病机制的研究主要从以下几个方面展开。①与脂质代谢的关系。在对冠心病痰浊型病人的血脂水平进行的研究发现，病人总胆固醇、甘油三酯、低密度脂蛋白总含量明显高于非痰浊证病人及正常人；高脂血症病人由于代谢紊乱，血中胆固醇、甘油三酯、乳糜微粒、β-脂蛋白等成分含量过高，这些过高的成分相当于中医所说的痰浊，甚至有人称高血脂为血中之痰浊。②与血液流变学的关系。痰在血液流变学方面的改变是全血黏度比、全血还原黏度明显增高，而血细胞压积、血浆比黏度、血沉增高，纤维蛋白原、红细胞电泳时间正常。说明痰邪实质是以血液稠浓、黏滞为特点，与血液凝固性及红细胞的聚集性无关。③与血液循环的关系。痰浊病人血液循环的变化主要为血液凝固性增高及脑血流量减少，且与年龄有关；有研究提示痰湿体质存在着微循环障碍。④与自由基损伤的关系。中风痰证组病人血清丙二醛（MDA）含量明显高于非痰证组和对照组，而痰证组血清超氧化物歧化酶（SOD）含量明显低于非痰证组和对照组，说明痰证与体内自由基代谢密切相关。⑤与免疫的关系。心脑血管疾病痰证病人淋转率低于非痰证病人和正常人，免疫球蛋白 IgG、IgM 和补体 C3、C4 均高于非痰证病人和正常人，表明痰证病人处于细胞免疫功能低下、体液免疫反应活跃的状态。⑥与血糖、胰岛素及红细胞 Na^+, K^+ - ATP 酶活性的关系。痰湿体质存在着糖代谢异常，能量转换水平偏低，体内能量减少。还有报道痰浊病人有纤维蛋白原、血尿酶升高和胰岛素抵抗。

2. 瘀血 在血液流变性方面，不同病种的血瘀证其血液流变性改变有共同的特征，主要为血液流变性皆呈"浓""黏""凝""聚"状态。在对瘀血微循环的观察中见到微循环

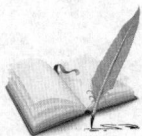

的障碍主要表现为微血管畸形，微血流缓慢和淤滞，血细胞聚集和（或）红细胞变形能力降低，微血管周围渗出和出血，微血管缩窄和闭塞，血管内皮细胞超微结构异常变化等。血瘀证病人尚可存在血流动力学改变，有心脏收缩功能下降，心输出量减弱，甚至有左心室顺应性降低以及心内瘀血等情况。

六、四诊的客观化研究成果显著

（一）舌诊的客观化研究成果

1. 正常舌象的形成机制

（1）正常舌质——淡红舌

1）舌微循环的正常状态　微循环观察显示，舌菌状乳头的血供丰富，每一菌状乳头约有7~9根毛细血管供给血液。毛细血管祥粗细均匀，张力良好，微血管丛大多呈树枝状排列。血液流速较快，血色鲜红，管周很少渗出，舌表血流量较大。正常人淡红舌色的主要形成因素是舌乳头内具有良好的微循环功能状态，血色透过白色半透明的舌黏膜，构成淡红的舌质。

2）菌状乳头的比例　由于菌状乳头的微血管血运较丝状乳头好，因此淡红舌的形成与菌状乳头的多少有很大关系。资料表明，健康青少年舌尖部的菌状乳头数较多，而老年人舌尖部的菌状乳头减少，丝状乳头增多，这可能是老年人中淡红舌的比例远远低于青少年的原因之一。

3）舌上皮各层细胞的厚度　菌状乳头上皮各层细胞的层次较丝状乳头少。电镜下见菌状乳头上皮的棘层由2~4层细胞组成，颗粒层有2~3层细胞，表面仅覆盖2~3层角质细胞，如此菲薄的上皮使固有层中血管的血色极易透露出来。如舌上皮细胞层次增加，则会影响血色的透出度，而不利于正常舌色的形成。舌微循环检查发现，老年人中一部分舌菌状乳头的表面角化层增厚，其中的血管丛减少，形成所谓的"过渡型"乳头，这类乳头的增多势必影响正常舌色的形成。

4）血循环中的红细胞、血红蛋白、血氧饱和度　血循环中的红细胞数量和血红蛋白的含量以及正常的血氧饱和度，也是构成正常舌色的必不可少的条件。

（2）正常舌苔——薄白苔　舌苔的变化，主要为丝状乳头的变化。薄白苔是由丝状乳头表层分化的角化细胞与脱落上皮、唾液、细菌、食物碎屑、渗出的白细胞等共同组成。其形成与下列因素有关：①舌黏膜上皮细胞的正常生长、分化；②桥粒结构对舌上皮细胞脱落的影响（桥粒结构对丝状乳头上皮部分的延长和缩短有一定关系）；③膜被颗粒内含物对上皮细胞的黏合作用；④口腔局部环境，对正常和各类病理舌苔的测定结果显示，正常薄白苔的口腔 pH 在中性范围，而病理舌苔的口腔 pH 偏酸性或偏碱性，这说明口腔内的中性环境是正常薄白苔形成的必要条件。正常薄白苔的舌苔细胞学检查很少见白细胞，细菌培养也常为单一的条件致病菌（如草绿色链球菌），这都提示舌上无明显炎症存在。

2. 病理舌象的实质研究

（1）淡白舌　多见于虚证和寒证，以阳虚证为多见。西医常见于营养不良、贫血等。舌的丝状乳头增生，上皮变厚，部分细胞肿大，角化上皮呈菜花样，有时甚至遮盖舌质基底，使红色舌质被掩盖而显淡白色，或由于红细胞减少、组织水肿、蛋白代谢障碍等。菌

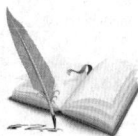

状乳头萎缩，微循环内血流充盈减少。

（2）暗红舌　暗红舌是轻度瘀血的一种表现，也可见于血虚证。暗红舌的各项血液流变学指标均异于正常，但较青紫舌变化轻，微循环异常也较青紫舌轻。

（3）红绛舌　多见于热证和虚证。西医常见于炎症发热、基础代谢率高所致的疾病等。红绛舌多由红舌发展而来，与舌上皮萎缩变薄，血管扩张充血，尤其是毛细血管扩张有关。

（4）青紫舌　主要见于气血瘀滞证。西医常见于肝胆疾病、癌症、心脏病等。青紫色的色泽主要与黏膜下层的血液成分及微血管状态有关。如微血管扩张、瘀血、微血管周围渗出或出血、血细胞比容增高、血液黏度增高、血氧含量降低、血小板聚集增高等，使舌色暗紫。

（5）镜面舌　舌上无苔，光滑如镜，舌丝状乳头缺少，菌状乳头很少，脱落细胞很多，且有不同程度的坏死，并有核破裂、胞浆内空泡等现象。

（6）白苔　寒证较多。西医常见于传染病早期、消化系统疾病等。薄白苔多见于正常人及病邪初起之际，舌面上有一层匀净而薄白的舌苔；厚白苔则因丝状乳头的角化凸起增多，分支增多，可有多种形状。

（7）黄苔　多见于实证和热证。西医常见于炎症发热、较严重的营养不良等。黄苔多见于舌面中央或舌根部，可有厚、薄、燥、腻之分。薄黄苔的丝状乳头角质凸起较正常分支多，呈黄色；厚黄苔的丝状乳头角质凸起，高度增长，可达 5～10 mm，呈黄色，毛状面倾向一方；黄腻苔的丝状乳头增生明显，而且致密，与浑浊唾液黏合呈油腻状，盖住舌基质；黄燥苔的丝状乳头分支则较稀疏，唾液少，有时可见到红色的基底。黄苔的菌状乳头一般在舌背，难以见到。

（8）黑苔　多见于里证中的大寒证和大热证。西医常见于各种急性化脓性炎症感染和癌症等危重期病人。由黄苔发展而来，少数为灰苔转化而成。黑苔的丝状乳头基底增宽，呈锥形，色淡灰而半透明，顶尖部有细丝状灰色或黑色的毛状分支。长毛黑苔为丝状乳头的角质凸起，自基底部即开始分支，成簇直立。黑苔的形成与真菌、细菌的繁殖有关，口腔 pH 减低不仅易使细菌繁殖，且能增加细胞间的黏着力，使丝状乳头延长。

（二）脉诊的客观化研究

1. 脉象形成的机制

（1）脉象与心血管功能　有学者研制出位变、数变、形变和势变的各种脉象模型，应用多种先进检测技术，对这些属性变化的心血管生理学机制进行了研究。研究发现，脉位浮变时，寸口桡动脉的径向扩张和轴心位移均增大，但以径向扩张为主；脉管上方组织的厚度稍减或不变，寸口处血流速度和加速度有所减小，脉波传播速度减慢，表明脉管与有关组织的弹性模量下降，组织顺应性增大。频谱分析，"输入阻抗"有左移趋势。全身血流动力学的变化为：平均动脉压下降，心率加快而心排血量稍减，总外周阻力下降。脉位沉变时的各种变化，恰好与浮变时相反。

（2）脉象与生物力学　心脏搏动将血液排入血管而形成脉搏。脉象是心脏射血活动引起的血液、血压和血管壁的周期性震荡运动，这是循环系统表现出的典型的力学现象，所以生物力学有助于揭示脉象的本质。目前，在脉诊研究中运用的生物学原理有弹性理论和脉搏波线化理论。弹性理论把大、中动脉集中看作一个弹性腔，讨论了动脉系统中压力、

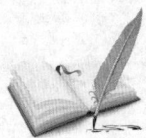

流量、流阻、动脉顺应性等动力学参量的关系。脉搏波线化理论则讨论了心脏搏动周期、臂动脉弹性、臂动脉端点阻力对桡动脉压力脉搏波图形的影响。从生物力学角度分析，脉位的沉浮变化是血压、脉管半径、脉管刚度以及脉管外周软组织刚度等四个因素变化综合形成的，建立寸口部位的生物力学模型，对阐明脉象浮沉的力学内涵有较大意义。鉴于此，研究者在原有的弹性腔理论的基础上，考虑动脉管壁的非线性，建立了非线性弹性腔理论，以脉搏图来估算某些心血管动力学参数，并在以后对其进行了改进，以说明脉象与生物力学的关系。

（3）脉象与器官共振　近年来有学者将器官共振概念应用在脉搏频谱分析，并以血液流体力学说明心跳谐波和器官共振原理。根据该原理，各脏器与相连动脉协同共振，该共振频率以落在心跳的谐波上时有最大的共振效果；共振得越好，阻力就越小，血液便能顺利地出入其间，器官在获得充分的养分供应时，才能发挥适当的生理功能。由于各脏腑神经血管丛的结构不相同，各脏腑与相连动脉所形成的共振频率也不一样，但皆以心跳的谐波为主，如此才能获得最大的共振效果。五脏六腑各依其共振特征，选择适当的谐波频率来共振，以减少血液循环阻力，顺利地从大动脉中分取压力波与血流的充分供应，器官组织在获得充分的血流供应后才能发挥其功能。从进化的原则来看，如各重要器官组织均拥有不同的心跳谐波频率，从而有最大的器官动脉协同共振效应，血循阻力会减至很小，血流将顺利出入其间，则整个循环系统和谐稳定，脉搏从容和缓，心脏也能以最有效的方式工作。

2. 常见脉象的生理、病理学基础

（1）数脉和迟脉　正常人心率随年龄、性别和机体活动情况不同而异，故脉率会出现生理性变化。如果成年人安静时心率每分钟超过100次称为心动过速，少于60次称为心动过缓，此时就会出现数脉或迟脉。

心率受神经和体液因素的调节，也受体温、酸碱度及各种离子浓度等理化因素的影响。当交感神经兴奋增高，肾上腺素分泌增多，使心率加快时，可出现来去快速，脉律基本规整，一息五到七至的脉象，是谓数脉。各种感染性疾病、甲亢、缺氧等均会出现数脉，最常见的直接原因是窦性心动过速，此时脉率加快，每分钟可达100～139次。当迷走神经紧张性增高，体温降低，血中钾离子浓度过高，或心脏本身兴奋传导阻滞时，可出现脉搏来去缓慢，一息三至，脉形丰满，脉力较大，且脉律基本规整的脉象，是谓迟脉。生理性迟脉可见于久经锻炼的运动员和体力劳动者。健康老年人的迟脉也是一种生理性反应。颅内压升高、冠心病、急性心梗时，常出现病理性迟脉。

（2）结脉和代脉　正常人心律很规则，收缩力也均匀，此由心脏特殊传导系统和心肌的正常兴奋性和传导性所决定。病理情况下，心脏传导系统或心肌的兴奋、传导过程发生异常，则可出现心律失常。临床上最常见的心律失常是发生期外收缩（早搏），包括室性、结性或房性期前收缩，它们都会使脉搏出现间歇。当房室传导发生部分阻滞时，也会使心室漏跳而致间歇。

脉来迟缓而时有歇止，但歇止不规则者为结脉，其直接原因可能是窦性心率减慢兼有不规则期外收缩。结脉有偶发性、多发性、频发性之分，临床上可见于多种疾病，包括功能性和器质性疾病。如脉数或疾而兼有不规则歇止的称促脉，亦属结脉类，常见于窦性心动过速伴有期前收缩或部分房室传导阻滞等。

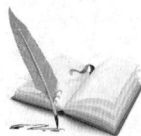

脉搏节律呈一定比例的歇止称代脉，代脉是一种联律型脉象，可呈二联脉律、三联脉律和五联脉律等。它的产生可能是固定比例发生的期前收缩，或固定比例的房室传导阻滞，或固定比例的窦性节律。

（3）浮脉和沉脉　由于动脉管壁有弹性纤维，管壁平滑肌又有一定张力，故体内血管系统常处于轻度扩张状态，且血管内保持一定容积和压力。某些神经或体液因素，冷或热刺激，可使血管发生收缩或舒张，从而使切脉时产生有脉位深浅不同的感觉。

浮脉的脉位表浅。外界气温高，人体外周血管扩张，使脉管浅露时所得浮脉为生理性因素引起，不属病脉。感冒、急性炎症或某些传染性疾病初期可出现浮脉，它是由于病人发热，使心率加快，心输出量增加，并反射性引起外周血管扩张，血流阻力下降所致。

沉脉脉位较深，重按才能摸清脉搏形象。肥胖人因皮脂厚和天气寒冷反射性引起血管收缩时所出现的沉脉是生理性的。当心脏射血功能低下，心输出量减少，血压降低，血管充盈不足，血流缓慢时会出现病理性沉脉。

（4）洪脉和细脉　左心室有很厚的肌肉层，收缩时产生的动力能使动脉内压突然升高，形成收缩压。心室舒张时，由于外周阻力的作用，使动脉内保持一定的压力水平，为舒张压。收缩压与舒张压之差称为脉压。脉压大小与脉搏搏动强弱有直接关系。正常人脉压约为 40 mmHg，脉搏显得强弱适中，来去自如，脉象柔和有力，往来从容。某些病理情况下，心室收缩力过强、过弱或外周阻力过大、过小，致使脉压增大或缩小时，脉象就会变得洪大或细小。

洪脉犹如波涛洪水，急起骤落。当心室收缩增强射血时，动脉内压急骤升高，使脉搏急骤升起。但由于外周血管扩张而致舒张压降低，使脉搏在急起后骤然回落，因而脉搏明显起伏，且触诊时显得脉体阔大。实热证者高热不退时，心缩增强，心搏出量增加，血流速度加快，同时反射性引起体表血管舒张，故出现洪脉。反之，心收缩无力，搏出量减少或血容量减少，均可使血管充盈不足，此时通过神经、体液调节使血管收缩，脉道变窄，脉压变小，从而形成细脉。

（5）弦脉和紧脉　大动脉管壁有良好的弹性，对保持动脉血压正常有重要作用。如果大动脉弹性减退，主要表现为收缩压升高，脉压增大。当硬化发生在小动脉时，则主要表现为舒张压升高，脉压减小。脉搏传导速度也与血管壁弹性密切相关，当动脉硬化时，由于脉搏传播速度增快，使指下血管段几乎同时搏动，故切脉时产生指按琴弦之感。弦脉形成机制复杂，交感神经兴奋或某些体液因素使血管壁紧张度升高时可能形成弦脉。动脉壁弹性减退，外周阻力升高时亦可形成弦脉。临床上弦脉较多见，尤其高血压、动脉硬化病者常见。紧脉与弦脉类似，形成机制与弦脉基本相同。

在上述舌诊、脉诊的客观研究基础上，近几十年来，一些学者通过多学科的协作研究，创新研制出一些现代仪器等传感手段来获取四诊信息，例如舌诊真彩色图像识别系统、脉象仪的研制等。但此类诊断仪或诊断系统均还是四诊中少数易为传感技术所探测指标的单诊量化诊断系统，仅实现了检测及量化某些体征信息的功能，尚不能测取人工四诊所获得的全部信息，对辨证结果难以起决定性的影响作用。综合、优化、选择、并行运用各类传感手段，组成多维高灵敏传感阵列，提高信息获取量，同时对各类信息进行智能集成处理，是发展和建立现代中医四诊量化诊断系统的发展方向。

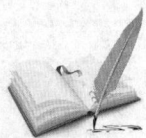

第二节　中西医结合临床研究成果

一、传染病

（一）青蒿素治疗疟疾

以屠呦呦为首的中医药科研工作者研制出的青蒿素为一具过氧基团的"倍半萜内酯"，该结构仅含有碳、氢、氧3种元素。青蒿素对氯喹型疟疾、凶险疟疾、脑型疟疾的治疗达到了国际先进水平，从而突破了抗疟药必须具有含氮杂环的理论"禁区"。它的发现和研制成功是人类防治疟疾史上的一件大事，也是继喹啉类抗疟药后的一次重大突破。由于青蒿素的诞生，国内发病人数已由20世纪70年代初的2400多万减少到目前的数十万，严重流行区的范围也大幅度缩小，除云南、海南两省外各省已消除了恶性疟。屠呦呦也因此荣获"中国中医科学院杰出贡献奖"和"拉斯克临床医学奖"。其后，广州的科研人员研发出拥有自主知识产权的3代复方抗疟药——复方双氢青蒿素哌喹片（Artekin）是一种速效、高效、无抗药性、不良反应少、疗程短和价格低廉的抗疟新药。该药远销亚洲、非洲、南美洲等多个国家，而且成为越南、柬埔寨等国治疗疟疾的首选药物，全球现有190万以上的病人接受Artekin复方药治疗。该成果获得了2005年国家科学技术进步奖二等奖，并得到了WHO和多国政府的重视。

（二）中西医结合治疗SARS

中西医结合治疗SARS明显优于纯西医药，得到了世界卫生组织的肯定。据世界卫生组织全球SARS疫情报告：全球32个国家和地区累计报告病例数8437例，死亡病例数813例，死亡率9.64%。其中，中国内地报告5327例，死亡348例，死亡率6.53%。中国内地非典的死亡率之所以明显低于世界平均值，主要得益于中西医结合治疗。中西医结合其优势及特点：如减轻SARS肺部炎症，提高和稳定病人血氧饱和度；减轻乏力、呼吸急促和气短等临床症状，减少糖皮质激素、抗病毒药等西药的使用；中医药应在发病早期介入且对于重型病人效果更为明显。

二、内科疾病

（一）呼吸系统疾病

中西医结合治疗COPD。在急性发作期西医药优势明显，如抗生素对病原体有较强的针对性，机械通气对呼吸的辅助治疗，支气管解痉剂的迅速起效等；而中医药的优势在于化痰、抗病毒、缓解症状、增进免疫功能、减少发作，且中医药治疗本病手段多，除常规辨证口服中药及选用静脉、肌内注射中成药外，还有药膳食疗、针灸治疗、气功锻炼等。故中西医结合治疗COPD能扬长避短，有利于临床疗效的提高。温阳利水中药可减轻肺心病心力衰竭，并减少代谢性碱中毒的发生率；肺心病缓解期用冬病夏治法扶正固本可减少急性发作；使用健脾、益肾、调肝、化痰法可增强免疫功能、改善营养，也可缓解肺心病病人呼吸肌疲劳。

中西医结合治疗哮喘。在急性发作期，重度病人以西医抗炎解痉平喘为主，同时兼用

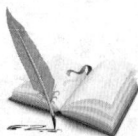

中医辨证施治复方以便中药尽快被其吸收后体现其抗炎效应，改善临床症状；中度或轻度病人单用中药辨证施治便可取效；对缓解期病人气喘症状已控制。大气道肺功能已恢复正常或接近正常，小气道肺功能多未完全恢复，中药复方用扶正固本或扶正祛邪法，调整全身免疫状态，继续消除气道炎症，防止再次复发或延长其缓解期，提高病人的生活质量。对于肾上腺糖皮质激素依赖性哮喘的治疗，中医采取扶正祛邪法或在原健脾化痰平喘基础上并用扶正固本方药，如表现为肾阴虚者加滋阴补肾方剂六味地黄汤、左归丸等加减化裁，表现肾阳虚者加用温补肾阳方剂右归丸、金匮肾气等加减，经长期服用 6 个月以上可提高激素撤除率30% ~50% 。中医外治法在哮喘的中西医结合治疗中日益增多，包括穴位贴敷、穴位注射、穴位埋线、艾灸及中药雾化吸入治疗，大多数临床研究都显示了较好的疗效。

（二）心脑血管系统疾病

从 20 世经 50 年代末起，以陈可冀院士为首的中西医结合工作者对冠心病进行了系统的研究。他们明确了冠心病属于中医"胸痹""真心痛"的范畴，探讨了冠心病的中医治法，确立了活血化瘀作为冠心病的基本治则，研制成治疗冠心病的有效方药"冠心Ⅱ号方"（丹参、川芎、赤芍、红花、降香），在大量临床和实验研究的基础上，再将冠心Ⅱ号方制成了片剂、针剂、冲剂、气雾剂等。有研究证明：中西医结合治疗急性心肌梗死比单纯西医治疗有更好的疗效。70 年代我国各地中西医结合治疗急性心肌梗死已成常规，使急性心肌梗死住院病死率均已从20% ~30% 降至10% ~15% 以下，减少了并发症的发生，轻、中症病例可以单纯用中药治疗。中医药治疗冠心病具有不良反应小、作用环节多等方面的优势，已成为西医药治疗冠心病的重要补充。目前西医的手术、介入治疗等方法对迅速改善冠状动脉血流、缓解心绞痛等疗效显著，但对冠心病术后再狭窄等方面仍面临很多难题。陈可冀院士在这方面做了深入的研究，研制出的"芎芍胶囊"，对冠心病介入治疗后再狭窄有显著疗效，且无毒副作用。

有学者针对病毒性心肌炎（VMC）证候分类不齐、临床疗效不高的现状，开展了 VMC 大气下陷证与益气升陷法的应用及作用机制研究。首次提出并证实了临床上大气下陷证是 VMC 的常见证候，咽中拘急或心前坠胀是 VMC 大气下陷证的证候特征，确立了益气升陷基本治疗法则。另外"参松养心胶囊治疗心律失常应用研究"在国内首先开展了中药抗心律失常的循证医学研究，填补了缓慢性心律失常药物治疗的空白，为心律失常病人提供了安全有效药物，为我国中成药临床研究起到了积极的示范作用。

"益肾化浊法治疗老年期血管性痴呆的研究"证实了血管性痴呆（VD）"毒损脑髓"的病机假说，表明肾虚、痰瘀内阻是 VD 的基本证候特征；痰浊壅滞、化热生风为 VD 病情波动的重要原因；风火痰瘀、蕴结壅积、酿生浊毒为 VD 病情下滑的关键。探索并首次提出了根据 VD 病情划分平台、波动、下滑三期的分期辨证治疗的指导思想。研究发现中药可明显促进星形胶质细胞 NGF 的合成与分泌，对于 NGF 含量的增加并非以星形胶质细胞的增殖为前提，因此中药中可能存在某种"内源性神经营养因子"促进剂，即中药的神经保护作用可能存在一条间接途径，即它可能是通过星形胶质细胞介导的，提示中药神经保护作用的初级靶点之一是在星形胶质细胞。

（三）消化系统疾病

1. 消化性溃疡的中西医结合治疗方案。①抑制胃酸、胃蛋白酶和胃泌素，现已发现海

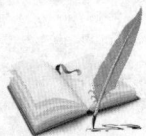

螵蛸、甘草等部分中药有上述药理作用；②控制 HP 感染，目前西医有三联或四联方法，而单味中药和复方制剂对 HP 也有较好的杀灭作用，药学研究也证实 HP 对 17 味中药敏感，其中对黄连高度敏感，对大黄、黄芩、丹参、延胡索、生地、甘草中度敏感；③活血化瘀、改善胃黏膜血液循环；④保护胃黏膜功能。临床治疗中，合理运用西医诊疗方案，无效时，加用或者改用中医辨证施治。中药还能巩固疗效，减少消化性溃疡的复发率，并使病人体质增强。

2. 慢性胃炎的中西医结合方法。①清热解毒、活血凉血药物抑制 HP、促进胃黏膜急性炎症消退或恢复；②健脾益气、理气化瘀解毒促使黏膜萎缩、肠上皮化生和异型增生的逆转；③健脾益气、酸甘化阴或甘寒养阴促进胃酸分泌和增强胃黏膜屏障功能。有学者研究发现：治疗慢性萎缩性胃炎及胃癌癌前病变，中药（如中成药胃复春等）改善临床症状较西药快速而显著，急性炎症性病变消退明显，对胃黏膜萎缩、肠上皮化生及异型增生也显示出一定的缓解和逆转作用。

3. 功能性胃肠病包括功能性消化不良、胃食管反流病、肠易激综合征等 20 多种疾病。近年来，实验和临床研究表明：活血理气中药多具有促胃动力作用；润肠通便和消食导滞中药有促进肠道运动作用；通腑攻下药物有增强胃肠道收缩和蠕动的功能；理气行滞药可降低消化道平滑肌的紧缩性并能解痉止痛；健脾益气药对胃肠平滑肌活动具有双向调节作用；针灸对胃肠运动有双向调节作用。还有研究表明中药对改善胃肠道各部位的动力紊乱均具有很强的调理作用，尤其中药的双向调节作用，更为西药所莫及，既能治疗动力低下，使之提高，也能治疗动力过亢，使之降低。

4. "扶正化瘀在肝纤维化治疗中的应用及相关基础研究"坚持"辨证"与"求证"相结合，中医理论与现代最新研究手段相结合的研究思路；辨证重在分析中医基本病机，提出"正虚血瘀"是肝纤维化基本病机的假说，针对性地以"扶正化瘀"为治法；求证采用国际认同的肝组织纤维化分期"金标准"，观察该治法的疗效。从桃红饮→桃仁提取物到桃仁提取物合虫草菌丝→扶正化瘀复方及其药效物质基础，走"复方—单药—复方""临床—实验—再临床"反复求证的研究道路。研制出有效的抗肝纤维化新药——扶正化瘀胶囊，获得发明专利和新药证书并投放市场。肝组织纤维化分期的逆转率达 52% ~ 58.3%。立足中药复方，运用先进实验技术，多途径揭示了扶正化瘀方药抗肝纤维化的作用机制以及"扶正"药与"化瘀"药配伍的药理学基础，发现扶正化瘀复方抗肝纤维化的物质基础及其影响靶细胞内信号转导的作用机制。在国内率先将肝星状细胞和药物血清法引入中药抗肝纤维化的研究，推动了我国中医药肝纤维化研究的发展。

（四）泌尿系统疾病

对慢性肾炎的中医辨证分型规律作了深入的探讨，最后提出了四个本证（肺肾气虚、脾肾阳虚、肝肾阴虚、气阴两虚）和五个标证（风邪、水湿、湿热、血瘀、湿浊）相结合的辨证分型方案。此标准符合慢性肾炎本虚标实的基本病机，切合临床实际，比较合理的解决了正虚和邪实之间的标本主次关系，一直有效地指导着本病的治疗。

中西医结合治疗肾病综合征的优势是减毒增效。在第一阶段使用大剂量激素迅速控制病情，当服用大剂量激素后常出现阴虚火旺的证候，这时配合中医滋阴降火法治疗既能拮抗外源性激素的反馈抑制作用，减轻激素的副作用，又能提高病人对激素的敏感性。第二

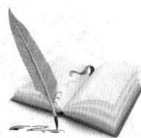

阶段是激素减量治疗阶段，病人常由阴虚火旺转变为气阴两虚证，此时需采用益气养阴法治疗，防止激素撤减综合征和复发。第三阶段是激素维持治疗阶段，此阶段激素已接近人体生理剂量，病人逐渐出现脾肾气（阳）虚证候，补肾健脾则可巩固疗效。同时，活血化瘀法贯穿治疗的始终。中西医结合分阶段治疗，不仅能提高近期疗效，而且能提高远期疗效，对减少复发和减轻激素、细胞毒药物的副作用也有良好的效果。

（五）血液系统疾病

中西医结合防治血液病取得更好的疗效，部分成果已达到国际先进水平。如将再障命名为"髓劳"，急性再障为"急髓劳"，慢性再障为"慢髓劳"，建立了以肾为中心的"再障"中医辨证体系，确立了以补肾为主的再障治疗大法，将再障分为肾阴虚、肾阳虚和肾阴阳两虚三型。

早在 20 世纪 70 年代初，哈尔滨医科大学附属一院在全世界率先将亚砷酸应用于急性早幼粒细胞性白血病病人的救治上，其显著的疗效受到国内外的广泛认可，美国 FDA 经过验证后亦批准了亚砷酸的临床使用。亚砷酸治疗急性早幼粒白血病完全缓解达 91%，5 年生存率达 92%。2001 年批准用于 MDS、MM、CML、AML 的治疗。亚砷酸与其他化疗药物无交叉耐药，是复发和难治（耐药）白血病首选药物。亚砷酸注射液已被研制成国家二类新药。世界公认这项研究成果达到了治疗人类复发型白血病的最高水平。我国学者还首次报道了复方黄黛片治疗急性早幼粒细胞白血病机制研究的结果，在分子水平上阐明了复方黄黛片的多成分、多靶点作用机制，证明中药组方君、臣、佐、使配伍原则的科学性和强大生命力。

（六）代谢性疾病

胰岛素抵抗是糖尿病发病的一个重要环节。有关研究发现，黄芪、金银花、黄连素、水飞蓟等都有一定的增加胰岛素敏感性的作用。糖尿病慢性并发症的治疗是中西医结合内科研究的重要内容。有学者对糖尿病肾病以黄芪合用山莨菪碱静脉滴注，观察到可逆转早期糖尿病肾病损害。也有学者用益气养阴活血方药治疗糖尿病周围神经病变，能明显改善病人的肢端疼痛、麻木、肌肉无力等症状，肌电图显示神经传导速度也加快。

（七）风湿类疾病

雷公藤制剂的使用是中医治疗 RA 的突破性进展。在临床上运用改善病情的抗风湿药（DMARD）与中药联合治疗 RA 可得到更好的效果，尤其是难治性 RA，以甲氨蝶呤（MTX）加用雷公藤制剂，亦可用 MTX 加白芍总苷或正清风痛灵、昆明山海棠片、尪痹片等，积累了丰富的经验。以青风藤为主，联合应用小剂量 MTX 治疗 RA 有起效快、总有效率高、副作用少等优点，而且克服了只用 MTX 常出现平台期的现象，还能显著降低 IL-1β、TNF-α 的含量。青藤碱还可与氯喹和雷公藤多苷联合应用，治疗 RA 的缓解率达 74%，显著优于单用西药组，不良反应发生率仅为 8.2%。中西医结合治疗 SLE 在撤减激素、预防及控制合并感染、减轻肾脏损害、延长缓解期、改善生活质量等方面取得了可喜的进展。

（八）肿瘤

学者们从多层次、多角度验证了中医药在肿瘤治疗中的有效作用主要表现在扶助正气、

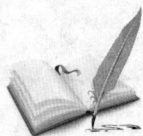

提高生活质量、预防肿瘤复发和转移、中药对肿瘤新生血管的干预及对放、化疗的减毒增敏、中药的剂型改革等多方面。循证医学研究也显示中医药在杀伤肿瘤细胞的作用虽然并不明显，但在改善临床症状、提高生存质量、延长生存期及减轻放化疗毒副作用方面疗效突出。尤其贯穿肿瘤治疗全过程的扶正培本法是中医药治疗本病的根本。很多肿瘤发现时已是晚期，失去了手术机会，在放、化疗过程中出现毒性反应或者耐药性非常多见，而加用中医药治疗后，这些问题就能得到不同程度的解决。

从传统中药薏苡仁中提取分离抗癌活性化合物，创新研制成可供静脉、动脉大剂量输注的双相广谱抗恶性肿瘤新药——康莱特注射液，具有显著的抑制肿瘤作用，疗效接近化疗药，并具有整体性提高机体的免疫功能作用和兼有对癌痛的控制及抗晚期癌症的恶病质作用。

（九）急重病症

近 30 多年来，我国中西医结合重症医学得到了快速的发展，取得了一定的成绩，尤其是对脓毒症和多器官功能障碍综合征（MODS）的研究有了突破性的进展。王今达教授认为各种危急重症病情恶化后，几乎都有殊途同归的共性结局，主要包括脓毒症、弥漫性血管内凝血、急性呼吸衰竭、急性肾衰竭、中毒性心肌炎、中毒性脑病、多器官衰竭以及营养衰竭等。经过基础实验研究，王今达教授创造性地提出了"菌毒并治"的新概念。毒热证与清热解毒法：绝大部分危急重症在疾病的不同阶段都存在着严重感染。感染属于毒热证的范畴，治疗当用清热解毒法，不论是用清热法还是泄热法，解决"邪毒"这一主要矛盾都会取得良效。如用清热解毒的方药治疗感染性高热，其疗效不亚于抗生素；用通腑排毒的承气汤或者单味大黄煎汤口服或灌肠，对各种原因（如感染、中毒、挤压伤等）引起的急性肾衰竭治愈率均很高；对于感染性休克，采用清热解毒、通下泄热解毒也有良效；对于严重感染引起的弥漫性血管内凝血、急性呼吸窘迫综合征等，用此法也可取得良好的效果。大量的临床研究已证实，清热解毒法可以显著提高严重感染病人的治愈率，减少并发症的发生率。西药中的抗生素绝大多数只有杀菌和抑菌作用，除多黏菌素 B 外，均无拮抗内毒素的作用，而为数不少的中药具有拮抗内毒素的作用。以抗生素杀菌、抑菌，以清热解毒中药抗毒、解毒，就形成了"菌毒并治"的理论基础，这是中西医在治疗学中的有机结合。

急性营养功能低下是危重病病人抢救成败的又一重要环节。王今达教授又创造性地提出了"急虚证"这一概念，丰富了祖国医学的虚证内涵。急性虚证可分为气虚、血虚、阳虚、阴虚四大类。根据中医辨证，选用相应的方药进行治疗，可在较短时间内使急性虚证逆转，增强病人免疫功能，提高疗效。全国厥脱证协作组研制的参附青注射液，用以治疗邪毒内陷的厥脱证（相当于西医的感染性休克）。设西药多巴胺和阿拉明对照组。统计数据显示：参附青注射液对中重度病症的疗效明显高于西药多巴胺和阿拉明对照组。

三、外科疾病

以尚天裕为首的一批中西医结合骨科专家确立了中国 CO（Chinese Osteosynthesis）学派（又称为中国接骨学），创立了新的骨科治疗方法。此法动摇了西方骨科学长期信奉的"广泛固定，完全休息"和"完全手术，绝对固定"的治疗观念。中国接骨学的核心观点是动

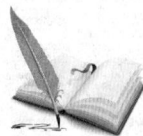

静结合、筋骨并重、内外兼治、医患协作。初步形成了一套以"手法整复、小夹板局部外固定为特点，早期功能锻炼和内外用药为内容"的中西医结合治疗骨折新方法。该方法骨折对位好，骨折愈合快。疗程缩短二分之一，基本消除关节僵直、肌肉萎缩、骨质疏松、骨折延迟愈合或不愈合等合并症，95%的骨折功能满意恢复，医疗费用也大大降低。

以吴咸中院士为代表的中西医结合外科工作者用"攻里通下"法治疗急腹症取得重大成果。如：①急性重症胆管炎（ACST）在 20 世纪 80 年代以前，死亡率在 10% ~ 30% 之间。吴咸中院士于 1990 年前后曾两次对手术引流与 ENBD 的病人，加用具有清热解毒及通里攻下作用的中药内服，经过对比观察，结果表明 ENBD 加中药治疗组的病死率明显低于手术引流组及单纯 ENBD 组。对 ACST 的病理生理研究表明，在 ACST 发病过程中，既有胆源性败血症又兼有肠源性败血症，给予清热解毒及通里攻下的中药后，有利于促进败血症的消除，更有利于病人的恢复。ENBD 加活血清解冲剂现已成为 ACST 的常规治疗，挽救了无数 ACST 病人的生命。②肠源性内毒素血症和多器官功能障碍综合征（Multiple organ dysfunction syndrome，MODS）的治疗，一直是吴咸中院士从 20 世纪 90 年代以来最主要的研究方向。一项大样本 MODS 的外科病人进行以通里攻下法为主治疗的临床研究显示，中西医结合治疗组的病死率为 16.25%，而对照组则为 33.33%，中西医结合组的器官衰竭数也显著低于西医对照组。③重症急性胰腺炎（SAP）也是一种病死率很高的危重疾病，20 世纪 90 年代初可达 30% 左右。90 年代中后期（1993 ~ 1996 年）报告的 145 例中病死率降到了16.6%，为全国领先水平。病死率降低的关键是，除不断改善全身支持治疗外，显然与坚持中西医结合治疗及改进分期分型辨证治疗有关。吴咸中按病程将 SAP 分为初期（气血瘀闭期）、进展期（毒热炽热期）、恢复期（热去正伤期）进行分期论治。初期重用通里攻下，以大承气汤或清胰陷胸汤为主；进展期以清热解毒、活血化瘀为主，辅以通里攻下，代表方剂为清胰汤或清胰承气汤。吴咸中院士的这项研究有 3 大创新点：一是证实了通里攻下法具有调整胃肠运动功能、改善腹腔脏器血运、清洁肠道、保护肠屏障及免疫调节与脏器保护等作用。二是研究证实了承气类方剂具有多种药理活性，对不同腹部外科疾病其作用的靶位不同，但基本靶位在胃肠道。三是完善了用多种通里攻下法治疗急性肠梗阻、重症胰腺炎、急性重症胆管炎、急性腹膜炎及多脏器功能不全综合征（MODS）等腹部外科疾病的治疗常规，并取得了显著的临床疗效。

四、妇科疾病

1958 年山西医学院开展中西医结合非手术治疗宫外孕取得良好效果，使 90% 早期病人不需手术而治愈。目前，中西医结合治疗异位妊娠，虽然方法各异，但均采用西药（常用米非司酮、5 - 氟尿嘧啶、甲氨蝶呤）杀胚，再配合具有杀胚、活血化瘀、消癥散结的中药，杀死孕卵，促进包块吸收以及输卵管、卵巢功能恢复。

五、儿科疾病

小儿感染后脾虚综合征是指小儿在一次或多次急性或亚急性感染后不久产生的一组与"脾虚证"相似，或以"脾虚证"表现为主的综合征。西医认为与肠道菌群失调和免疫功能低下有关，但治疗效果差。中医辨证施治，以清热理脾、扶正祛邪为基本治疗原则，常选用玉屏风散、竹叶石膏汤、七味白术散、参苓白术散等方加减内服，亦可选用小儿推拿、中药穴位贴敷等外治法，再辅以食疗，疗效显著。

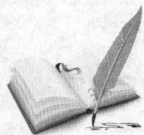

国内学者在西医肺炎充血、水肿、血栓等病理认识的基础上，根据肺炎患儿早期即出现唇、舌、两颊暗红，甲皱微循环及凝血功能异常而辨为血瘀证，采用活血化瘀的方药治疗，取得了明显的疗效。阎氏1975年提出了腺病毒肺炎辨为血瘀证的依据，临床以活血化瘀中药为主治疗婴幼儿腺病毒肺炎654例，病死率从20世纪60年代的20%～30%降至5.66%。部分医家以清热化痰法治疗小儿肺炎，亦得到了良好的疗效。

中西医结合治疗小儿肾炎疗效显著。学者们将其分为急性期和恢复期两个阶段治疗，急性期以清热解毒为主，缓解期以健脾补肾为主，活血化瘀也是一种重要的治法。临床研究表明，清热解毒药有抗菌消炎、抗变态反应炎症、增强单核－吞噬细胞系统、增加肾小球滤过率的作用。活血化瘀药可解除血管痉挛，改善肾脏循环，增加肾脏排泄，降低血黏度，还能减轻免疫损伤，促进肾功能恢复。雷公藤制剂、昆明山海棠均可减少尿蛋白、促进肾功能恢复。

肾病综合征是儿科的常见病和难治病，中医病机为肺、脾、肾三脏功能失调，水湿内停，肾失封藏，精微外泄所致。中西医结合治疗本病有着单纯中医或单纯西医治疗无法比拟的优点。西医使用激素能让患儿很快缓解病情，同时运用中医辨证施治，调节激素导致的阴阳失调，可有效减轻激素的副作用，提高疗效和生存质量。

六、针刺麻醉

利用传统针刺镇痛方法完全或部分替代药物麻醉进行外科手术的方法称为"针刺麻醉"（简称针麻）。针刺麻醉出现于20世纪50年代，是我国中医工作者的首创，是我国现代医学中重要的成就之一，它兴起于60年代，盛行于70年代。1960年我国针刺麻醉首次成功地应用于肺切除术，1965年针刺麻醉的临床工作得以推广，1966年卫生部在上海召开了第一次全国针麻工作会议，使针刺麻醉的成就得到肯定，从此，针麻镇痛在全国范围内开展起来。1979年，在北京召开的全国针灸针麻学术讨论会上，对20世纪50年代以来针麻镇痛的临床应用范围和机制研究做了总结，如针麻的有效率、有效的针麻疾病谱等，并为针麻研究和发展制定了总规划。1986年中国针灸学会针刺麻醉研究会成立大会暨学术讨论会在上海召开，会上肯定了针刺穴位的镇痛作用，并分析了穴位的特异性及其物质基础，尤其是这段时间内针麻的机制研究有了重大突破，内源性吗啡样物质的发现，推动了针刺麻醉的应用和研究。单纯使用针刺麻醉的小手术有拔牙、扁桃体切除、伤科整骨等。适用疾病谱范围较广的则是针药复合麻醉，如甲状腺手术、心脏手术、多种开胸手术、人工流产、食道癌、胆囊切除、结石手术、开颅手术、眼科手术等涉及到多系统、多器官的外科手术。在取穴方面，有循经取穴、远道取穴、阿是穴、耳穴、按神经节段选穴、手术周围局部取穴等多种方法，尚无统一的选穴原则。大量的临床实践表明，与传统的药物麻醉方法相比，针刺复合麻醉具有以下优势。①简便经济。针麻手术操作简便，还可大大降低医疗费用。②安全。针刺麻醉可以避免麻醉药过量引起的中毒、药物过敏事故以及麻醉药对身体重要器官生理功能的抑制作用。③针麻对病人生理干扰小。除了具有一定的镇痛作用外，对神经、心血管、消化、内分泌、免疫等系统都有调节作用，减少药麻所出现的头痛、肠胀气、尿潴留等副反应。④术后恢复快。针麻病人术中及术后血管活性药物用量少，术后呼吸、循环、神经系统并发症少，能较早撤离呼吸机，生命指标和代谢参数都有较好的恢复，缩短病人术后的恢复时间。⑤术中病人与施术者有较好合作。

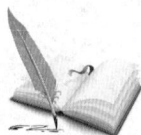

第五章 中西医结合的临床模式

☞ **要点导航**

1. **掌握** 中西医结合的诊断模式、中西医结合的辨证模式、中西医结合的治疗模式。

2. **了解** 从"病证结合"中孵化出的治疗模式、中西药有机结合模式。

第一节 中西医结合的诊断模式

中西医结合的诊断模式就是病证结合模式，也就是通常所谓的"西医诊断，中医辨证"，是目前得到医学界广泛认同的中西医结合诊断模式。

一、病证结合中的"病""证"关系

所谓"病证结合"，就是要充分理解"病""证"之间的几种关系。

（一）以病统证

基于临床实践与中医思维方法，凝练、提取疾病的中医共性病机或关键病机，针对该病机开展中医治法方药的研究。如冠心病血瘀证与活血化瘀法的研究，极大地推动了中医临床诊治能力的提高。血瘀证病因病机理论的系统继承与总结，整体宏观的临床症状和体征的表述，为心脑血管病以活血化瘀为主治疗和向其他学科辐射奠定了理论基础，而活血化瘀方药治疗冠心病的临床效应则在推动临床发展中发挥了最重要的作用。

（二）以证带病

中医基础理论的"八纲"及"藏象"学说的研究，也都要通过"证"来体现。以肾本质的研究为例，于20世纪50年代末开始，首先建立统一辨证标准，从异病同治的研究途径，发现肾阳虚病人普遍有尿17－羟皮质醇值低下，从"同证异病"探索肾虚证的功能及代谢变化角度出发，发现中医的肾和西医学神经内分泌免疫网络的调节整合有密切关系，肾虚病人在神经内分泌免疫网络的多个环节存在功能的失调或者亚临床病变，中医补肾治疗能改善这些功能的异常，由此进一步将补肾调节阴阳的治法用于多种疾病的防治及延缓衰老，取得了良好效果。

（三）据病分证

在明确疾病诊断纳入标准的基础上，进行中医证候分类研究，系统观察疾病中医证候病机及其演化规律，建立疾病中医证候分类标准，开展疾病不同证候分类的科学基础研究。

（四）以病论证

中医临床辨证的过程是分析提取病机的过程，是指导立法选方的理论基础。如肝硬化

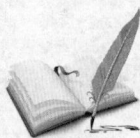

"正虚血瘀"病机理论的提出，即是长期辨证与求证相结合，不断研究、发展的结果。从肝硬化"肝络阻塞、血瘀气滞"的病机认识为始端，历经了活血化瘀为主辨证论治，到桃仁提取物治疗血吸虫病肝纤维化，发现活血化瘀及桃仁提取物治疗肝纤维化具有一定"针对性"，但临床病人常见的与机体正气虚损有关的"疲乏"等主要临床表现并未获得显著改善。由此进一步采用桃仁提取物合用虫草菌丝益精补虚，直至扶正补虚、活血化瘀。

二、病证结合模式的应用

从诊断上讲，中医多根据病人的主症来命名疾病，同一现代医学的病可涵盖多种中医学的疾病，如现代医学所说的心律失常既可以包括中医学的"心悸"，也可以包括"胸痹"，辨证可以完全相同，也可以完全不同。反之，中医的证也可以在现代医学多种疾病中出现，如中气不足证，可以见之于现代医学中"胃下垂""痔疮""子宫下垂"等多种疾病。所以临床研究时就需要根据病证相结合的模式来进行。临床既要重视"异病同证"，也要注重"同病异证"，病证结合，从不同的侧面把握疾病的病位、病势，才能切中病情，提高临床疗效。把西医病与中医证结合起来，尤其能弥补中医辨证之不足，把西医的各种理化指标纳入到中医辨证中来，发挥二者之长，将会对中医辨证大大提高其标准性、完整性。例如，肾炎病人水肿消退之后没有明显的证候，只是尿蛋白不消，就必须针对尿蛋白辨证施治。糖尿病三消症已消，而高血糖和尿糖仍然存在，就必须针对血糖、尿糖施治。针对传染性非典型肺炎，赵金勇研究发现病在卫分时 X 线表现可正常或两肺中下野出现细小网织阴影，肺纹理增粗、增重，可见小斑片影，心影不大。病在气分时 X 线表现为斑片状或大片融合阴影，多数为两肺分布，外带病变常比内带重，有时内、中、外带均有病变，肺内阴影变化较快，短期内可迅速进展。病在营分时 X 线表现为两肺内有广泛的片状阴影，较少出现大叶阴影，肺门影可增大。病在血分时 X 线表现为两肺野普遍发白，仅见少量含气肺组织，心影可增大，心影轮廓显示不清，与肺水肿相似，但很少见间隔线，胸腔积液少见。恢复期 X 线表现为肺内阴影逐渐消失，大部分病人肺内不留痕迹，少数病人可出现肺纤维化。如此，我们对传染性非典型肺炎不同时期的中医证候特点就有了明确的现代医学指标做参考，继而可以快速实施有效的中医治疗。这方面所取得的成就非常多，对促进证候客观化有着非常现实的意义。

三、病证结合模式的意义

通过分析我们认为病证结合的模式具有以下优点：①充分体现了东西方医学的优势互补；②体现了经典传统理论与经验的传承；③体现了临床实践能力的提高，可更好的发挥中西医诊疗优势，在临床上尤其重视发挥各自疗效优势，取长补短为病人服务；④能够科学认识和治疗疾病并科学地开展临床疗效评价；⑤在诊疗方面具有原始性创新的特点；⑥有利于国际交流、沟通；⑦充实了中医学形态结构方面的不足，避免中医学理论的空对空现象，明确了病证与方药之间的关系；⑧起到了定位、定性、定量等作用，使辨证逐步客观化、标准化。

从方法论角度分析来看：病可以为证提供一个明确性较强的支点；病的特异性可以为证做出较明确的诠释；在结合中将中医引向深入。同样，证为多种疾病发病的共同基础提供了深入研究的思路，也为疾病在不同时期的分类提供了可资借鉴的方式。

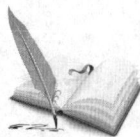

第二节 中西医结合的辨证模式

一、宏观微观结合模式

（一）宏观微观结合模式的概念

中医药学比较强调宏观，西医则比较注重微观，结合中医宏观的广泛联系的特点与西医注重细腻的数理分析及细致入微的分子生物学认识就是我们所说的宏观微观结合模式。宏观辨证与微观辨证相结合，是为弥补传统辨证论治微观辨证上的不足和寻找证的本质而提出的一种思路。中医学强调整体统一观，注意动态时空的定性描述，着重从宏观的证候及外在表象上认识机体，用抽象的、比类的模式综合辨别证的态势、趋向，以辨证求因和审因论治的方法认识病证，应用调控为主要方法进行治疗。宏观辨证就是在中医学指导下，将四诊所收集到的各种临床资料进行分析、综合，从而对病证当前的病位与病因病性等本质做出判断，并概括为完整证名的诊断思维过程。它具有整体观、辨证观、动态观，无创伤性检测等优点。但因是以感性认识为主的间接诊断方法，存在着主观性、随意性、模糊性和缺少客观量化指标等常影响诊断与治疗的准确率。西医学以局部分析的方法，立足于不同层次的静态结构与功能的客观分析，较偏重于利用固定空间的定量测试来认识疾病，采取针对病因病理的治疗措施。微观辨证即是在临床上收集辨证素材的过程中引进现代医学的先进技术，在较深的微观层次上认识机体的结构、代谢和功能的特点，更完整、更准确、更本质地阐明证的物质基础。它具有直观、微观和定性、定位、定量的特点，可揭示许多已知结构的未知功能，发现人体隐潜性变化与疾病的优点。但具有整体性差，特异性不是很强，多需创伤性检测等缺陷。二者有机结合，互相补充，互相参照。

（二）宏观微观结合模式在中西医结合实践中的应用

1. 宏观微观结合模式在临床诊断中的应用 在诊断方面，中医注重天文、地理、人事对疾病的作用，而现代医学则注重病理生化检查。两者有机的结合则可以更为全面的反映病情。如针对中医药干预对于阻抑慢性肾小球肾炎进展的有效性，愈来愈多的学者提出将中医辨证分型与肾活检病理类型相结合，进行客观化、标准化研究，使中医对慢性肾小球肾炎的认识和研究由宏观中医分型向微观病理发展，从而丰富中医药手段对 CGN 的诊断方法，提高其治疗的合理性与有效性。郝娜等人研究表明 IgA 肾病在不同的发展阶段，其中医辨证分型往往是动态的，并非一成不变。①病变初期：脾肾正气不足是 IgA 肾病发生的主要内因，而感受外邪尤其是风湿热毒是 IgA 肾病发病的主要外因。②病变中期：研究发现，肝肾阴虚为 IgA 肾病病变中期的常见证候。③病变后期：随着临床表现、病理改变逐渐加重，气损及阴，阴损及阳，中医证型中气阴两虚、脾肾阳虚证的比例逐渐增多。危北海等对 102 例经胃镜确诊为慢性胃炎和溃疡病的病人一方面进行中医证型分析，另一方面应用镜检和尿素酶实验进行幽门螺旋杆菌感染的检测，结果 102 例病人中，脾胃虚证组 59 例，幽门螺旋杆菌阳性 27 例，占 45.7%，非脾胃虚组 43 例，幽门螺旋杆菌阳性 26 例，占 66.04%。经 t 检验两组存在明显的差别（$P < 0.05$）。按照幽门螺旋杆菌阳性程度分级法，采用秩和检验 $P < 0.05$，两组亦有显著差异。从中医正虚和邪盛的关系来看，以脾胃虚证

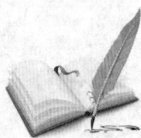

和脾胃湿热型作对比，脾胃虚证50例中HP阳性24例，占48.0%；脾胃湿热型12例中11例阳性，占91.67%，经t检验两型存在显著的差异，即脾胃湿热型的幽门螺旋杆菌阳性率明显高于脾胃虚弱型。以上结果表明，慢性胃病的中医辨证分型与幽门螺旋杆菌阳性有高度的相关性，若按照幽门螺旋杆菌阳性率的高低，排列次序大致是脾胃湿热型（共12例，阳性率91.6%）＞胃络瘀血型（64例，83.3%）＞肝胃不和型（25例，76.0%）＞脾胃虚弱型（50例，48.0%）＞胃阴不足型（9例，33.3%）。从慢性胃病的证型演变规律看，肝胃不和型是慢性胃病的早期，属三焦气机阻滞，但正气不虚，因此其胃黏膜的损害较轻。若肝郁日久，则气滞血瘀胃络阻闭，证见血瘀之象，幽门螺旋杆菌的阳性率居中。若脾胃湿热明显，是邪气最盛、邪正交争剧烈的阶段，胃黏膜病理表现常见急性充血、水肿或糜烂，故其幽门螺旋杆菌阳性率最高。若病久不愈反复发作，则渐见正气亏损，脾胃虚弱，或胃阴不足。此两型均属正气已虚，邪亦不盛，故邪气最盛的脾胃湿热型者，其幽门螺旋杆菌的阳性率显著高于脾胃虚弱和胃阴不足型。胃络瘀血型是邪气滞留，正气不能胜邪的阶段，其幽门螺旋杆菌阳性率仅次于脾胃湿热型。以上观点和上海张镜人等认为肝胆湿热常见胃黏膜充血糜烂较重，伴出血点，或见胆汁返流的观点基本一致，也与广州第一军医大学认为肝胃不和相当于慢性胃病早期的观点相类似。由此看来，幽门螺旋杆菌感染与中医证型确有一定的相关性。如针对咳嗽症状，中医有外感与内伤的区别，而现代医学则通过痰培养、胸部X线片、血常规检查了解到咳嗽的病变部位、感染类型。所以在诊断过程中，应用宏观微观结合模式全面了解疾病特点，为临床治疗提供清晰的思路。此外，临床中存在着大量的"亚健康状态人群"，这一人群虽有这样那样的症状，但按西医看是"无病可认"，够不上任何疾病的诊断标准，往往诊断为"神经官能症"或"××系统功能紊乱"。但在中医看来，却是"有证可辨"，也"有药可治"。以上是指虚证而言，实证则不一定是疾病与健康之间的空白，而是机体的种种反应状态，西医对这种反应状态不曾予以理会，中医则同样"有证可辨，有药可治"。微观辨证将揭示许多已知结构的未知功能，这样通过宏观辨证就能发现人体隐潜性变化，例如见到肾阳虚外貌就可预测到下丘脑的衰老钟调节功能已提前衰退。可以说是"宏观辨证通过微观指标可以发现隐潜病变，从而弥补了辨病的不足"。在中医证型与西医疾病病区定位之间的关系方面，王爱成利用PET研究发现，与正常人相比，肝气郁结证左侧额下回、扣带回前部、扣带回后部、颞中回、额中回、双侧颞上回及中央前回葡萄糖代谢减低，而脑干中脑、延桥交界，右侧楔叶、左侧小脑葡萄糖代谢呈增高现象。在整体水平上拍摄到肝气郁结证相关脑区的功能定位信息。

2. 宏观微观结合模式在临床治疗中的应用 宏观微观结合模式在临床治疗中应用也非常广泛。如慢性支气管炎在急性发作期以抗感染治疗为主，缓解期以中医治疗为主，同时中医可以结合季节，在夏天应用"三伏贴"有效减少急性发作次数，缓解临床症状。再如支气管哮喘，从明、清以来的治疗理论一般都是"发时治肺，未发治肾"，说明传统中医通过方药测证，已预见到补肾将对哮喘可起到预防发作的作用，近人对哮喘病人的内分泌研究中，发现病人即使无肾虚的临床表现，也有类似于肾阳虚证的隐潜性变化（肾上腺皮质功能偏低）。目前很多学者也关注到微观辨证在实际临床中的重要性，如一些疾病的潜伏期、初期或无症状期可无任何不适，此时辨证施治因无症可辨，施治亦难，而通过理化检查可发现异常，通过辨病亦可治疗，对于貌似无证可辨的病人，根据中西医结合的方法，辨病辨证相结合，常取得满意疗效。如某冠心病不稳定心绞痛的病人，具备高血脂、高血

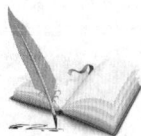

压两种非常重要的危险因素，且多次急性非 Q 波、急性 Q 波心肌梗死及不稳定心绞痛。但平时无明显不适主诉，所以定位在于西医常推崇的冠心病二级预防，即危险因素及急性冠脉综合征的预防。急性冠脉综合征的发生主要与软斑块即富含脂质的斑块的破裂、溃疡、出血、血小板黏附聚集及血栓形成有关。中医学认为软斑块内富含的脂质成分与中医学的痰浊内盛密切相关，而出血、血小板黏附聚集及血栓形成与中医学的血脉瘀滞紧密相关。故选用化痰活血的疗法取得了满意疗效。

3. 宏观微观结合模式的医学意义　在辨证方面宏观辨证不能忽视微观辨证，微观辨证不能代替宏观辨证；宏观辨证是微观辨证的综合，微观辨证是宏观辨证的分析，两者是辨证的统一。宏观辨证与微观辨证相结合，其优越性在于：①可以应用传统的和现代科学的定性与定量指标加深对疾病和证候的认识，以指导治疗；②可以促进辨证诊断规范化和标准化；③有助于临床医疗和临床研究中更为客观地评价疗效。但因中医学和西医学观点上存在的差异，微观辨证应在不脱离中医学理论，不背离中医整体观和辨证论治原则的前提下，建立在证的准确规范的基础上进行微观测试，实现客观的定性定量，使宏观医学微观化、客观化。

宏观辨证与微观辨证相结合，在宏观原则下发展微观辨证，在微观基础上丰富宏观辨证。在临床具体运用时，要根据病人的具体情况，若宏观辨证突出者当以宏观辨证为主论治；微观辨证突出而宏观辨证不明显者（如潜证）当以微观辨证为主，在中医学理论指导下论治；宏观辨证与微观辨证都突出者则两者并重。微观辨证的结果要以中医学理论去认识和理解，以中医理论指导遣方、用药。不宜过分受微观辨证的局限和约束，否则中医治疗的思路将变得狭窄，治病的方法变得单调，反而影响疗效的提高，那种试图以一种固定方药来纠正某些微观测试指标的方法，往往很难尽如人意。只有在中医辨证论治的范围内，充分汲取现代研究成果与发现，处理好宏观与微观的辩证关系，才是宏观辨证与微观辨证相结合的发展之路。

二、整体局部结合模式

（一）整体局部结合模式的概念

随着中西医结合多领域的发展，整体与局部结合的范围也由既往的疾病认知拓展到以病人为中心的多角度的结合。故而，中西医结合整体局部结合模式的概念一定要反映这种趋势。目前来讲，其概念可以大致概括为在中西医结合思想指导下的整体观念与局部认知相结合的研究模式，内容涉及诊断、治疗、全面康复等方面。

中医临床的主要特点是整体观念和辨证论治，整体辨证是二者的结合。整体辨证旨在通过综合分析望、闻、问、切四诊获取的资料，对疾病某一阶段的本质作出判断。基于整体辨证基础上的辨证方法，应用"司外揣内"的中医诊断基本原理，反映人体的整体状态，在临床上广泛应用。尤其在"天人相应"观点指导下根据季节、地区以及人体的体质、性别、年龄等不同而进行辨证论治，即因时、因地、因人制宜，强调治病时必须看到人的整体和不同人的特点，以及自然环境对人体的影响。局部辨证也是中医辨证一个重要的组成部分，局部辨证就是围绕病变部位进行辨证的方法。当局部病变表现突出，或全身症状不典型时，通过局部辨证判断病变的病因、病机、性质。局部辨证的重要性，在外科等专科

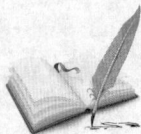

领域表现尤其突出。例如，外科疮疡全身症状不明显时，结合局部疮疡皮温灼热、颜色红活赤、肿型高起等进行局部辨证，其属热属阳应用清热解毒之法；若局部疮疡皮温不热或微热、颜色紫暗或皮色不变、肿型平塌下陷、坚硬如实或柔软如绵等进行局部辨证，其属阴属虚宜用温补之法。再如咽喉肿痛辨证，除了整体辨证以外，根据局部咽喉肿痛是剧痛还是隐痛，咽喉颜色是鲜红还是淡红，辨别是实证还是虚证，是耳鼻喉科医师常用的辨证方法。中医的辨证实质就有整体与局部相结合的内容。西医是在实验基础上，注意局部研究，向微观探索。在诊疗方面，中西医结合整体局部结合模式就是融合了中医的整体与局部辨证结合西医局部疾病认识，极大丰富了临床诊疗内容。

（二）整体局部结合模式在中西医结合实践中的应用

1. 整体局部结合模式在临床诊断中的应用 在诊断过程中，比较能体现整体局部结合思想的操作方式有穴位测病仪器，此外，利用头发测定人体微量元素，观手、观甲诊病，虽然精确度较差，但操作简便，易于推广，常用于保健方面。王俊杰等应用鼻咽镜观察呼吸道相关部位，结果显示：咽喉部病变是喉源性咳嗽的主要病变部位；其中57.5% 病例伴有鼻部病变，体现了"同一气道，同一疾病"，咽喉部及下呼吸道与鼻、鼻咽部不仅在解剖上联系紧密，同样在生理病理上也是不可分割的；喉部病变亦占有较大比例；咽喉部病变是喉源性咳嗽的主要诱发因素，鼻部病理改变也是喉源性咳嗽的重要影响因素之一。喉源性咳嗽在西北多发考虑可能与西北大气环境有一定的关系，西北气候干燥、多尘，咽部神经分布极为丰富，咽喉部感觉非常灵敏，上呼吸道感染及外部理化因素刺激咽喉部某种感受器，兴奋了迷走神经，将神经冲动传入延髓，触发一系列的协调反应效应，从而引起咳嗽。其刺激主要是由咽喉部病变引起，与下呼吸道感染及肺部感染所致的咳嗽有所不同。在电子鼻咽喉镜观察下，发现虽然伴发鼻部病变者占较大部分，但咽喉部病变是每例病人均具备的特征，推测咽部病变导致咽部不适可能是产生咽痒咳嗽的主要因素。整体辨证结合局部辨证判断喉源性咳嗽的病因、病机、性质，从而对喉源性咳嗽进行有针对性的治疗以提高喉源性咳嗽的疗效。这种利用现代检测仪器观察局部病变，探讨疾病病因，既有整体局部结合的思想，又有微观检查的特征。

2. 整体局部结合模式在临床治疗中的应用 在临床治疗过程中，整体局部结合模式在各科疾病合并浅表组织感染应用最为广泛。如中西医结合在糖尿病足的治疗上有显著优势：应用现代医学的方法进行降糖、降脂、改善周围循环、神经病变、控制感染、纠正贫血、低蛋白情况，同时，采取以中药辨证论治的方法治疗，能够更好地改善病人整体及局部情况，降低截肢率，更好地保护病人肢体功能。

中医药辨证治疗糖尿病足有内治法和外治法之分。内治法可分为分期分型辨证论治、分型辨证论治；外治法则有敷贴法、浸泡法、箍围法等多种方法。于秀辰总结了临床治疗的50 例感染性糖尿病足，发现其整体表现为气阴两虚、气血阴阳俱虚、肝肾阴虚、脾肾阳虚较为多见，局部表现以湿热内蕴、热毒壅盛、寒湿流注为多见。18% 的病人整体和局部辨证相符合，即局部表现均以湿热、热毒为临床表现，整体辨证虽有气阴两虚、气血阴阳俱虚、肝肾阴虚、脾肾阳虚的表现，但同时具有周身发热的症状，此种情况治疗中以清热利湿、清热解毒为法，局部配合应用糖足散箍围；30% 的病人整体辨证为主用药，整体情况较差、不耐攻伐者，应该以整体症状为主辨证，即在益气养阴、补益肝肾之阴、温补脾

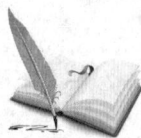

肾之阳、补益气血阴阳等药物加用清热解毒、清热利湿药物，配合局部糖足散籛围；28%以局部辨证为主则是病人虽然有正气虚的情况，但尚耐攻伐者，在清热利湿、清热解毒加用益气养阴、补益肝肾之阴、温补脾肾之阳、补益气血阴阳等药物，配合局部糖足散籛围；其中还有占24%的病人用药是整体辨证和局部辨证相分离的，即在整体辨证用药中，整体用药和局部用药不能够有机地结合起来，则应用整体辨证调整整体情况药物内服，外用清热解毒外敷治疗局部情况，以达到内外同治的效果。

中西医综合治疗糖尿病在国内已有数十年临床经验，据文献报道中西医药综合治疗糖尿病足，比单用西药或纯用中药治疗更好。这对改进糖尿病足的治疗方法具有积极的意义。

3. 整体局部结合模式的医学意义　整体局部结合模式在中西医结合研究中有非常重要的意义。首先，这种模式将医疗关注的重点由疾病转向病人，是大医疗模式生物—社会—心理医学模式在具体医疗实践的体现。其次，体现了由单一的针对性治疗向综合性治疗的转变。第三，对不同治疗路径的优化组合提供了有价值的参考。第四，对复杂性疾病的治疗拓宽了治疗思路。第五，对中西医有机结合提供了良好的范例，具有示范作用。

第三节　中西医结合的治疗模式

一、从"病证结合"中孵化出的治疗模式

（一）分证分型论治

简称分证论治，即对同一种疾病分辨出几种不同的证候类型进行治疗。经典案例为"乙脑"的中西医结合治疗：1954年石家庄市传染病院以白虎汤为主治疗"乙脑"取得较好疗效。卫生部先后两次派调查组调查核实后，开始将治疗方法和方药在全国范围内推广。但推广过程中并不是所有病人都能取得预期的疗效。中医研究院脑炎工作组经过调查认为，某些中医师忽视了"随证施治"的原则是不能取效的重要原因。于是他们因证调整方药，终使不少危重病人转危为安。当时对中医治疗流行性乙型脑炎疗效的充分肯定，极大地鼓舞了中西医结合工作者的热情，具有重要的历史意义。这种方式适于多因素所致，多脏腑受累，多病机演变的疾病。但在实际应用中往往存在着各地或各医家分型不一，标准难以统一的缺陷。

（二）分期分阶段论治

简称分期证治，即根据疾病过程中的不同时期，不同阶段的病机变化特点，进行论治的形式。其优点是能抓住其传变、转归的一般规律，掌握治疗上的主动。如糖尿病在不同时期的治疗：无症状期大多采用益气养阴或健脾化湿的中医治法，症状期则根据上、中、下三消之不同以益气养阴为主参合治肺、胃、肾之法，随着病程延长又参合活血化瘀之法，针对糖尿病周围神经病变往往应用黄芪桂枝五物汤加减治疗，疗效满意。当然它的缺点是分期不是十分明确。

（三）方证相对论治

即把辨证与治疗融为一体，有是证用是方。此法以《伤寒杂病论》为主，如经典的小柴胡汤的应用。再有在重症感染合并多脏器功能不全综合征的抢救中，采用西医西药治疗

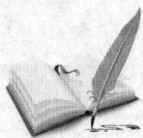

感染、改善微循环障碍及休克、水电解质及酸碱平衡紊乱、肠道微生态损伤，对于持续高热（实热证）、血流动力学异常（血瘀证）、胃肠道屏障、动力损伤（腑气不通证），则给予相应的中医药治疗，能够使 MODS 的生存率达到 71.6%，多系统器官功能衰竭（MSOF）的生存率也可达到 58.6%，显著提高了临床抢救的成功率，这也是中西医优势互补的成功实例。

（四）固定方加减论治

即固定一方为基础，据病情加减通治一病，是现今常用的论治形式。适于病因病机单一，病程较短，或致病因素虽然比较复杂，病程也长，但其基本病机始终是共同的。如 20 世纪 70 年代陈可冀与中国中医研究院郭士魁，中国医学科学院吴英恺、黄宛、陈在嘉等一起参与组织北京地区防治冠心病协作组，对冠心 II 号方进行临床验证，成为活血化瘀研究的先导。血瘀证和活血化瘀研究影响广及多种疾病的临床研究和多种学科的基础研究成为推动、繁荣中西医结合的重要研究领域，尤其活血化瘀中西医结合治疗急性心肌梗死、心绞痛的优势曾为世界所公认。90 年代以来冠脉介入疗法（PCI）的推广应用使急性心肌梗死的病死率明显下降，但经皮冠状动脉腔内成形术（PTCA）及支架（stent）植入术后分别在半年内可有 30%～40% 左右的复发再狭窄率成为西医界面临的难以攻克的难题。有学者从"血瘀证"入手，通过临床和实验研究证实了由古方血府逐瘀汤改进的血府逐瘀浓缩丸具有抑制血管内皮细胞增生，防止 PCI 术后再狭窄的作用。血府逐瘀浓缩丸及川芎、赤芍有效部位的应用，使 PTCA 及支架放置术后再狭窄的发生率比单纯应用西药降低了 50%。其优点是便于掌握运用和总结经验。但一个有效的固定方必须是在大量观察、摸索多年后才能凝聚而成。

二、中西药有机结合模式

（一）"减毒增效"模式

西药对于某些疾病的疗效已得到公认，但由于毒副作用，严重地影响了疗程的进展，有时甚至会因此而终止疗程。实践证明，中医中药从整体出发，通过辨证论治，不但能有效地拮抗西药的毒副作用，而且还能增强西药的药理作用，从而保障了西药的疗程和顺利撤退，提高了临床疗效。人们便把这种中西药物有机配伍的运用模式称为"减毒增效"。临床上大凡用中药配合西医专病专药治疗者皆属于此。典型的范例便是中药在抗肿瘤放、化疗和肾病综合征大剂量激素治疗中的配合运用。放疗和化疗引起的毒副反应，诸如造血功能、免疫功能被抑，胃肠反应、脱发以及全身反应等，西药则往往束手无策。西药的这一短处，恰好是中医整体观指导下的辨证论治之长，以扶正培本为主的益气养血、生津润燥、清热解毒、调和脾胃等治法，有效地改善了造血功能，提高了免疫功能，改善了全身及消化道反应，从而使病人得以顺利完成放、化疗疗程，提高了生存质量和生存率。同样，肾病综合征的某些病理类型如微小病变肾病，其激素治疗的疗效亦是肯定的，但由于采用激素标准疗程所需的时间长、剂量大，疗程中会出现由于外源性激素增加所致的库欣综合征，如面色潮红、皮肤疖肿、五心烦热、兴奋、失眠、盗汗、食欲亢进、血压升高、舌质红、脉数等，影响了治疗；在激素的减量及撤离阶段，则病情极易反跳复发，形成激素依赖。大量的临床实践证明，中医辨证论治能有效地拮抗激素的毒副作用，且能使部分对激素治

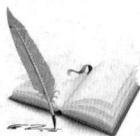

疗不敏感的病人增加其敏感性，保障激素的顺利撤退，减少病情复发反跳。

（二）"菌毒并治"模式

"菌毒并治"是我国著名中西医结合专家王今达教授用中西医结合方法探索严重感染性疾病的治疗中总结提出的治疗法则，也是一种体现中西药物有机结合的临床运用模式。所谓"菌毒并治"，是指将西药抗生素的杀菌、抑菌作用，同中药活血清热解毒的作用有机地结合起来，治疗严重感染性疾病，包括感染导致多脏器功能衰竭。因为对于严重的感染性疾病，细菌内毒素引起的重症弥散性血管内凝血，是导致多脏器衰竭的根源，根据中医活血解毒、毒去血自清的理论，运用活血清热解毒之剂，能有效地阻止上述病理发展，实验研究亦证实了这类中药具有广谱拮抗细胞内毒素的作用。中西药物有机结合从病因和病理发展两方面双管齐下，因而效果卓著。此法的创立和运用曾震惊中外急救医学界，使感染性多脏衰的病死率从100%下降到50%，疗效既优越于单用西药治疗者，亦比单纯用中药治疗者疗效好，显示了中西医结合的巨大优势，而堪称中西医结合的经典范例。

（三）中药西用模式

所谓"中药西用"是指在宏观辨证用药的基础上，配伍针对西医病因、病理以及症状特点等药理作用的中药。这种用药模式虽然没有用西药，但中药方剂中已融入了现代药理知识，把部分中药作为西药，与辨证用药有机地结合起来，实际上也就做到了宏观和微观的结合，辨证和辨病的结合。由于临床疗效显著，因而在临床上得以广泛运用。例如，治疗病毒性肝炎常常在辨证的基础上选加板蓝根、白花蛇舌草、鸡骨草、大青叶、半枝莲、夏枯草等抗病毒药以及五味子、垂盆草降酶药；治疗高血压亦常伍以苦丁茶、夏枯草、杜仲、野菊花、钩藤等降压药以及利尿、安神之品；治疗心律失常亦常加入黄连、苦参之属；治疗梅尼埃病则要重用利水之味；治疗糖尿病，要在益气养阴降火的基础上加入山药、苍术、黄芪、玄参等降糖药；治疗肾小球疾病则常离不开具有消除尿蛋白作用的土茯苓、白茅根、雷公藤、穿山龙、防风、僵蚕、蝉蜕、水蛭等。此外，诸如具有升压作用的附子、人参、枳壳等；具有抗癌作用的薏苡仁、龙葵、白花蛇舌草、莪术、山慈菇、夏枯草等；具有保肝作用的丹参、女贞子，保肾作用的冬虫夏草；具有提高免疫功能的黄芪、女贞子、山萸肉、当归、党参；具有促进造血功能的当归、何首乌、阿胶、白蒺藜等。还有杀菌药、抑菌药、解痉止痛、止咳平喘药等，不胜枚举。其实，这种辨证和专病专药有机结合的用药模式，亦是传统中医的用药心典，因为自古就有青蒿截疟、黄连治痢、鱼腥草医肺痈、茵陈退黄等，只是在中西医结合的临床实践中，专病专药被赋予了现代药理学的内涵，更加方便了临床运用。除此以外，中西医结合医家们在临床上还在尝试着以下的"结合模式"。

1. "协同增效" 即中西药联用提高临床疗效，如三七、赤芍与乳酸心可定配伍可增加冠状动脉血流量，扩张血管降压，减轻心脏负荷，降低血脂等有效率达87%；生脉散丹参注射液与东莨菪碱配伍治疗窦房结综合征既可提高心率，又可改善血液循环，缓解缺血从而达到标本兼治，相辅相成的功效。

2. "减量增效" 即中西药联用能够减少药物剂量，缩短疗程，如珍菊降压片（珍珠层粉、野菊花、槐花米、盐酸乐宁、双氢克尿噻）有较好的降压及改善症状的作用。若以珍菊降压片常用量每次1片、3次/日计算，其中盐酸乐宁比单用盐酸乐宁的剂量减少

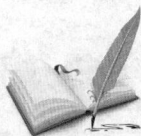

60%，使剂量减小，疗效增强，并可缩短疗程。

3. 西药中用　即用中医理论对西药的性味功效进行了分析归纳，以期合理地中西药配合应用。有学者发现有些西药有时按西医理论应用疗效并不理想，而结合中医辨证应用时却收效颇佳。如用泼尼松治疗肾病综合征时，发现该类药对肾阳虚病人疗效尤佳，而对肾阴虚者疗效较差，且会加重阴虚内热的表现，说明肾上腺糖皮质激素具有温阳的作用。此外，一些西药作用于人体所呈现的现象，用西医理论解释不清楚，用中医药理论可给予较为满意的解释。如阿托品类药物中毒的个体差异性问题。阿托品类药作用于人体可出现颜面红赤，口舌干燥，心率加快，兴奋烦躁等反应，其性为阳热，所以在抢救有机磷中毒时，辨证属阳热体质的病人易引起中毒；而对属阴寒体质者，往往用量很大亦不产生中毒反应，安全而有效，说明阿托品具有温热之性。

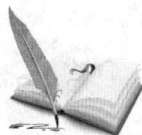

第六章 中西医结合的新概念

▶️要点导航

1. **掌握** 微观辨证、隐潜性证、生理性肾虚、菌毒并治、高原瘀血证、急性虚证、急瘀证、小儿感染后脾虚综合征的临床意义。
2. **熟悉** 上述概念的渊源及定义。

本章介绍的新概念有着共同的特点：①具有新的内涵，揭示了临床中发现的某些新现象、新方法的特性或本质，因而具备了定义的条件；②具有典型的创新性，都是中医或西医传统理论中不见经传、从未出现过的新概念；③来源于临床的观察和研究，并运用了中西医结合的思路和方法加以总结概括而形成的；④具有运用现代科学实验研究方法加以研究证实的基础；⑤富有中西医结合特性，即有着将中医理论方法与现代医学理论方法有机结合的特点。

第一节 微观辨证

一、概念的来源及其定义

微观辨证的概念是由沈自尹首先提出的，是一个中医辨证学或中西医结合诊断学的新概念。

沈氏对此概念作了定义："所谓微观辨证，即是在临床上收集辨证素材的过程中引进现代科学，特别是现代医学的先进技术，发挥它们长于在较深入的层次上，微观地认识机体的结构、代谢和功能的特点，更完整、更准确、更本质地阐明证的物质基础，从而为辨证微观化奠定基础，简言之，是试用微观指标认识与辨别证。"

与此同时，文中还提出了与微观辨证密切相关的辨证微观化的要求。并将其定义为："辨证微观化，则是综合了多方面微观辨证的信息，结合中医传统的宏观标准，并通过临床方药治疗的反复验证，以期逐步建立辨证的微观标准，并用以进一步指导临床实践，简言之，是探寻各种证的微观标准。"辨证微观化以微观辨证为基础，进一步促进辨证逐步向微观化方向发展。

微观辨证这一新概念，是在中西医结合研究的大背景下，随着现代科学技术和医学技术方法的引进，特别是对"证"本质的实验研究的深入开展，在积累大量研究资料基础上而产生的。微观辨证提出后，与之相对而言，传统的中医辨证方法又可称为"宏观辨证"。

二、概念的依据

微观辨证是源于有关问题的发现及解决的需要而提出的。针对临床及实验研究中发现

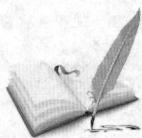

的一些新情况、新问题，以及中医传统辨证的局限性问题，沈氏提出了采用微观辨证及其相应治疗给予针对性解决的观点。

为了进一步阐述微观辨证，首先明确了其研究及其立论所遵循的科学原理，即"结构－功能"相统一的原理。这一原理认为，事物的结构和功能之间具有对应的特征，即一定的结构必然产生相应的功能，而一定的功能必然伴随着相应的结构。依据此原理就可以推测，任何功能的改变必然有结构改变的基础，"证"也必有其微观的表现和物质基础，即以外部症状和体征为依据的"证"，必然有其内在的、更深层次的物质（内在的功能、结构改变）的基础。因而，微观辨证以及辨证微观化中，需要建立的具有物质基础的"微观指标"及"微观标准"，都是可以实现的。中医"证本质"的有关研究，也主要是依据此原理而展开的。

在中西医结合的临床工作中，常常遇到这样的一些新情况：有的是"无病有证"（指有证而无病，如神经官能症等），有的"无证可辨"（指有病而无证），有的证候不太明显（有若干症状而未能构成证），有的证候复杂以致辨证困难的情况，以及某些疾病的发展过程中有微观变化而尚未形之于外象的所谓"隐性证"等。显然，除了"无病有证"外，面对其余的新问题，传统的中医辨证方法就难以更好地把握疾病的本质和规律了，而此时就需一种新的辨证方法以满足临床的需要。

传统的中医辨证方法存在着明显的局限性。这种方法主要依靠医生的感觉器官而进行望、闻、问、切，也尚未借助其他工具或设备以提高诊断能力。虽然中医将"司外揣内""探微求索""防微杜渐"等理论思维和方法发挥到了天才的地步，但仍难以突破感觉器官能力的限制，而无法窥见到更深层次的疾病的本质。

不过，需要在此强调的是，传统中医辨证方法的局限性并非来自于中医学自身科学精神的束缚，不是不可完善、甚至不可逾越的教条。事实上，"司外揣内"只是中医方法的一种，无非是受到当时科学技术条件和时代的限制而不得不倚重的方法。《灵枢·外揣》有言："故远者司外揣内，近者司内揣外，是谓阴阳之极，天地之盖。"由此可见，力求把握事物内在本质以获得全面认识的"司内揣外"方法，更是中医的先辈们推崇并期求的。今天，现代科学技术和医学技术方法为"司内揣外"的实现提供了无限的空间。

根据微观辨证而采取相应的治疗方法，能有效地治疗上述各种不利于发挥中医传统辨证论治优势的临床疾病。对此，沈氏列举了有关的临床及实验研究资料加以证明，从而为"微观辨证"的新概念提供了有力的科学依据。

例如，在肾阳虚本质的研究中，20 世纪 60 年代初，以尿 17－羟皮质类固醇的改变为指标，发现肾阳虚病人具有肾上腺皮质功能低下的特点；以后又以甲吡酮（Su－4885）试验间接了解到肾阳虚病人的垂体水平也有功能减退。至 70 年代，利用下丘脑素 TRH、LHRH 进行的试验证明，肾阳虚证不仅是肾上腺皮质轴的功能紊乱，而且在垂体所属的其他两个靶腺——甲状腺与性腺轴上也有不同环节、不同程度的隐潜性变化，并可推论到肾阳虚证的主要发病环节是下丘脑或更高中枢的调节功能紊乱。据此表明，作为辨别肾阳虚的根据——"证"的本质，具有其微观的物质基础和独有的特征。

而对于"无病有证"者，也通过微观辨证揭示许多已知结构的未知功能，结合微观辨证所获得的认识而进行论治，常可收到西药所不及的效果。

在哮喘病的防治中，根据其"发时治肺，未发治肾"的理论，对无肾虚临床表现的

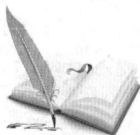

病人，依其肾上腺皮质也有类似肾阳虚的隐潜性变化，而以温阳片（温补肾阳法）治疗，其5批共284例不论有无肾虚证而每年有季节性发作的病例，取得明显效果。实验研究表明，温阳片可提高抑制性T细胞（Ts）功能来抑制血清免疫球蛋白E（IgE），说明温阳片之所以能预防哮喘的季节性发作，也是由于其免疫调控作用之故。此例采用了微观辨证及"以方测证"的方法，从而能有效治疗无证而有肾阳虚潜隐变化者。

在输尿管结石（属于石淋范畴）的治疗中，依中医传统理论多以清利法为治，但此法对于输尿管结石伴肾积水症者疗效不佳。对此，由于传统的中医辨证难以诊断其肾积水，而采用微观手段如静脉肾盂造影等则可确诊，并发现有的病人会有面色白、虚浮、腰胀痛、怕冷、夜尿多、大便溏薄等肾阳虚症状。此时的治疗，则依据"肾积水"的微观指标及肾阳虚症状而调整治法用方。在100例输尿管结石嵌顿性肾积水病人的治疗中，采用温肾利水法获得满意的疗效（治愈率为71%），这是将微观辨证和宏观的辨证论治相结合的结果。

在中西医结合临床中，中药与肾上腺皮质激素的配合应用也很常见。但由于使用激素后，一些症状的缓解可造成假象而使辨证发生困难。对此，沈氏等在临床和动物实验都进行了地塞米松抑制试验，以观察滋肾阴与温肾阳中药配合激素应用的不同阶段效应。正常人11名在连服5天地塞米松可得明显的血浆皮质醇抑制曲线，当滋肾阴药若与地塞米松同服时，可对此抑制曲线的早期具有拮抗作用，即对肾上腺皮质具有保护作用；而温肾阳药则主要在停地塞米松后可促使被抑制的血浆皮质醇提早回升，说明对肾上腺皮质具有兴奋作用。动物实验亦获得同样结果。沈氏认为，通过微观的检测及"以方药测证"可知，在治疗剂量激素的应用过程中，不论其外象如何（这是宏观辨证发生困难所在），其内在实质是肾上腺皮质受到抑制，并且是阴阳转化的物质基础。故在辨证上，早期属于阴虚内热，后期或停激素时属于阴阳两虚阳虚为主。这是通过辨证的微观化而对激素应用过程中所认识到的微观辨证的一些规律。

上述所列，主要是以"肾阳虚"的证候研究作为阐述微观辨证的有关临床依据。而在脾虚证、心气虚证等的本质研究中也有类似的表现。例如有学者发现，有食欲减退、腹胀、大便溏薄等症状的脾虚证病人，在其整个消化系统功能上（如血清胃泌素的测定、反映小肠吸收功能的木糖吸收试验、胰腺外分泌尿淀粉酶与胰功肽试验等）也都可以有不同程度、不同环节的功能减退和紊乱。

在冠心病的研究中，有学者发现，单纯推注活血药可增强纤溶黏性，但单纯推注益气药可能具有促进血液凝固的作用。临床也证实，用活血药治疗冠心病，其有效率高于益气药或益气活血药。上海第二医学院观察到，冠心病气虚者的主要改变为血液动力学方面，而血瘀者的主要改变为血液流变学方面。以上两单位都通过冠心病进行气血证的研究，前者从"病"出发，后者从"证"出发，前者以治疗验证，后者从分型中进行不同指标的探讨，都在辨证微观化和微观辨证上有所收获。这些研究都是微观辨证合理性的有力佐证。

微观辨证的概念提出后得到了广泛认同，产生了积极影响，有力推动了中西医结合微观辨证的研究，并取得了较大进展。在肾虚证、血瘀证、脾虚证、肝郁脾虚证、肺气虚证、心气虚证、阴虚证、阳虚证、热证、寒证等的研究中，也发现了一些微观辨证规律和有参考价值的客观检测指标。这些研究不但扩大了微观辨证的研究领域，更为微观辨证的内涵提供了大量的科学依据。

例如，有学者对969例胃脘痛为主证的各种慢性胃病的纤维胃镜下胃黏膜相变化与辨

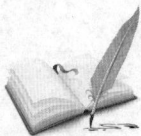

证分型关系进行分析，结果显示：脾胃虚弱者从胃体和胃窦的黏膜苍白及红白相间以白为主，胃窦黏膜出血、幽门形状不规则及幽门舒缩不良等多见；肝胃不和者则以胆汁返流及胃体和胃窦部黏膜红白相间以红为主等多见，两者相比具有显著性差异。提示上述病变（胃黏膜相）特点可作为微观辨证的指标。其后的更多报道证明了上述观察结果具有一定规律性。其他研究表明，如胃镜观察（胃黏膜相）腺体萎缩、黏膜变薄等可作为"胃阴虚"辨证指征之一，D–木糖吸收排泄试验可作为"脾虚证"辨证方法之一，其吸收率降低则为"脾虚证"微观辨证指标之一等。这些研究及指标基本得到学术界公认。

在血瘀证的中西医结合研究中，探索了大量关于血瘀证的微观辨证检测参考指标，如微循环观测指标、血液流变学指标、血流动力学指标、免疫学指标、生化学指标、酶学指标，乃至采用电子显微镜、各种内窥镜观测的病理学、组织细胞学指标等。如在肺心病中，全血比黏度、纤维蛋白原、红细胞电泳率可以作为判别其血瘀证的三项指标；慢性支气管炎、肺心病病人的体外血栓长度、湿重、干重三项指标均明显增加，可作为判断其血瘀证的客观指标；慢性支气管炎病人的血 PCO_2 增高，PO_2 下降，可作为其血瘀证诊断的参考指标等。

其他如急慢性肾炎的尿和肾功能变化等，急慢性肝炎的肝功能变化、各种心脏病的心电图变化及心功能变化、高血压病的血压变化、高血脂症的血脂变化、慢性胃病的胃镜黏膜相变化、内分泌系统疾病的激素变化等客观检查以及现代医学的辨病诊断，都进入到中医辨证论治体系中，极大地丰富了的中医学的科学内涵。

三、概念的临床意义

微观辨证的方法适用于"无证可辨"（指有病而无证）、证候不太明显（有若干症状而未能构成证）、证候复杂以致辨证困难的情况，以及某些疾病的发展过程中有微观变化而尚未形之于外象的所谓"隐性证"等临床情况。随着中西医结合事业的不断深入发展，微观辨证在临床及实验研究中都得到了广泛应用。值得强调的是，微观辨证是宏观辨证的完善、补充与发展，有其优点但决不能取代宏观辨证。

第二节 隐潜性证

一、概念的来源及其定义

隐潜性证的概念是由沈自尹首先提出的，是一个中医辨证学或中西医结合诊断学的新概念。

据沈氏所述，认为隐潜性证："指的是临床上宏观辨证无'肾阳虚'证表现，而根据肾阳虚证的内分泌系统、免疫系统等变化相关特点，从实验室检测微观发现的指标进行辨证的结果，同时按照中医'以药测证'法予以证实。"可见，隐潜性证是指在疾病的某一过程中，无宏观辨证的表现，而微观辨证却有相关指标异常的一种病理状态。也可称之为隐性证。

二、概念的依据

隐潜性证的概念是沈氏与"微观辨证"的概念在同一篇文章中提出的，因而与其"微

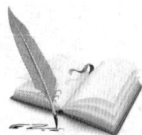

观辨证"等概念有着十分密切的联系。提出这两个概念的原由也基本相同，都是源于有关问题的发现及解决的需要。

发现隐潜性证的路径：在 20 世纪 60 年代初，通过"肾阳虚证"的现代科学研究，证实了中医的"证"概念具有物质基础。之后，采用逐步成熟的"微观辨证"方法，在 70 年代证明并提出了肾阳虚证具有神经内分泌的"隐潜性变化"。而对这种"肾阳虚的隐潜性变化"的临床治疗中，"以方测证"而予温补肾阳的方药并取得了满意疗效。当这一发现并证实的过程完成后，便产生了"隐性肾阳虚证"的微观辨证新概念。

与"微观辨证"概念的创立一样，在肾阳虚本质的研究中，60 年代初，以尿 17 – 羟皮质类固醇的改变为指标，就发现了肾阳虚病人具有肾上腺皮质功能低下的特点。之后，70 年代又进一步证明，肾阳虚证在垂体所属的其他两个靶腺——甲状腺与性腺轴上也有不同环节、不同程度的"隐潜性变化"。

这种"隐潜性变化"，应属于某些疾病的发展过程中有微观变化而尚未形之于外象的所谓"隐性证"。但其是否属于"证"的范畴，还需要在实践中得到证实。

在哮喘病的研究中发现，病人即使无肾虚的临床表现，其肾上腺皮质也有类似肾阳虚的隐潜性变化，故其本质仍属阳虚范畴之内。据此，遵循"以方测证"的传统方法，而以温阳片（温补肾阳法）治疗 5 批共 284 例不论有无肾虚证而每年有季节性发作的病例，取得明显效果；实验研究表明，温阳片可提高抑制性 T 细胞（Ts）功能来抑制血清免疫球蛋白 E（IgE）；温补肾阳法（温阳片）能提高下丘脑—垂体—靶腺轴的功能，主要是通过下丘脑（或更高中枢）而发挥其对内分泌的调节作用。因此，其能有效治疗无证而有肾阳虚潜隐变化者。对此，沈氏认为，如果哮喘病人通过微观辨证，是属于轻微的或潜在的肾上腺皮质功能低下，用温阳片可预防其季节性发作，并纠正其内分泌和免疫功能，以方药测证，也可认为是"隐性肾阳虚"者。

同样，在输尿管结石（属于石淋范畴）的治疗中，依据"肾积水"的微观指标及肾阳虚症状，采用温肾利水法也获得满意的疗效（治疗 100 例，治愈率为 71%）。对此，沈氏认为，由于微观辨证有水液积聚、肾功能受损等，用温阳利水法可排石利水，也可认为是属于"隐性肾阳虚"者。至此便产生了"隐性肾阳虚证"的微观辨证新概念。

根据血瘀证、脾虚证、心气虚证等中西医结合研究进展看，实际上也存在着大量的按照中医传统宏观辨证方法"无证可辨"的，而实验室微观检测却可证实的"隐性血瘀证"、"隐性脾虚证"或"隐性心气虚证"等。概括之则可统称"隐性证"或"隐潜性证"。

在临床工作中，不仅中医的"证"可有"隐潜性"，在现代医学中，也有很多"无证可辨"的隐匿性疾病，许多病人常常在体检中才得以发现。这种临床情况中西医相同，是客观存在的。

三、概念的临床意义

使用"隐潜性证"这一概念时，主要是对那些处于疾病过程中、有微观变化而尚未形之于外象的病人所作出的相应诊断，如所谓隐性肾阳虚证、隐性血瘀证、隐性脾虚证、隐性心气虚证等。隐潜性证的发现，进一步丰富、深化了中医学对疾病的认识，有利于提高"无证可辨"的隐潜证的防治水平。同时，是一个形成中西医结合新概念的成功范例，体现了一位科学家创造性的科学思维。

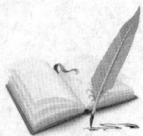

第三节　生理性肾虚

一、概念的来源及其定义

生理性肾虚的概念是由沈自尹等首先提出的，是一个关于老年病的中西医结合诊断学的新概念。

沈氏等认为："中医认为'肾'为先天之本，主生长、发育、衰老的过程，肾虚辨证标准如腰脊疼痛、腿软、双耳失聪、齿发脱落、性功能减退等都是老年人生理功能衰退的外象，可称为'生理性肾虚'。"

二、概念的依据

衰老是一个自然过程，而抗衰老一直是历代医学家所关注的课题。

现代医学关于衰老的原因和原理也有多种学说，但其中以神经内分泌和免疫功能的改变对于全身性衰老的观点具有重要意义，并有"老化钟就在下丘脑"这一假说。

而在中医关于衰老理论中，"肾"为先天之本，主生长、发育、衰老的过程，老年人生理功能衰退的外象如腰脊疼痛、腿软、双耳失聪、齿发脱落、性功能减退等都是肾虚辨证的宏观标准。

与现代医学相似的是，"肾阳虚"也有着神经内分泌系统中的一种隐潜性变化，是下丘脑—垂体—肾上腺皮质轴不同环节（层次）、不同程度功能紊乱。这是沈氏等在对中医"肾"本质的微观辨证研究中发现的。至此，将中西医有关衰老的理论联系起来，不难发现其中具有明显的联系。因此从肾虚原理研究入手来研究衰老不失为一个捷径。

沈氏等依据肾本质研究的发现，将"肾阳虚证"病人与老年人进行了有关的比较，结合神经内分泌和免疫功能上延缓衰老的研究，以及补肾法对免疫功能的作用，从而提出并证明了生理性肾虚的新概念。

沈氏等在"肾"本质的研究发现，肾阳虚证病人具有下丘脑—垂体—肾上腺皮质轴不同环节（层次）、不同程度功能紊乱，从而首次证明肾阳虚及"证"都是有物质基础的，是神经内分泌系统中的一种隐潜性变化。并于 1979 年又进一步作了甲状腺轴与性腺（男）轴，下丘脑—垂体—靶腺三个水平上全套功能测定的研究，并同时与 65 岁以上的老年人作对比观察。其结果可发现：①肾阳虚证在不同靶腺（肾上腺皮质、甲状腺、性腺）轴有不同环节、不同程度的功能紊乱；采取两轴平行观察未见轴间相互影响的证据，温补肾阳法治疗后各轴均有明显的恢复，可推论肾阳虚证的主要发病环节为下丘脑（或更高中枢）的调节功能紊乱。②老年人甲状腺及性腺（男）轴的异常改变和肾阳虚证甚为类似，故肾阳虚证之外象意味着下丘脑—垂体—靶腺轴有一定程度的未老先衰，而老年人神经内分泌失调的主要环节也在下丘脑，既符合于生理性肾虚，也与 1980 年 Everitt 提出"老化钟就在下丘脑"这一假说相一致，即老年人的衰老即是生理性肾虚。

基于上述结果，自 1982 年起沈氏等使用传统延缓衰老的补肾药——补肾益寿片或温阳片方药，观察了补肾药对老年人和老龄动物神经内分泌和免疫功能的变化，以研究神经内分泌和免疫功能上延缓衰老的作用机制。

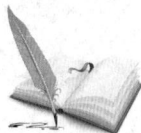

在神经内分泌的研究中，补肾法对下丘脑—垂体—性腺轴的临床研究表明，平均年龄为 65 岁的老年男性 47 例，随机分成对照组、健脾组及补肾组三组，补肾组服用补肾益寿片（由仙灵脾、枸杞、首乌等组成）治疗 4 个月。治疗后补肾组血清睾丸有了明显提高，黄体生成素释放激素（LH－RH）兴奋试验出现延迟反应的机会也明显减少，提示补肾法对下丘脑有作用。而在动物实验研究中，发现老龄鼠补肾组（喂饲补肾益寿汤）的各项试验数据均有改善，提示补肾药对延缓老年动物生殖能力的下降起一定作用；同时，对大鼠睾丸曲细精管的研究也表明，老龄鼠对照组和成年鼠组之间的有关参数及形态学改变一样，说明补肾可以延缓其老龄性改变。

之后，又开展了补肾法对免疫功能的作用研究。在对老年人 T 细胞功能的观察试验中，选择符合正常老年人标准者 38 例，平均年龄 67 岁，正常成人 16 例，平均年龄 31 岁。采用抑制性 T 细胞（Ts）功能测定、Con A 淋巴细胞转化率和 PHA 淋巴细胞转化率三项为观察指标，结果正常老年组三项指标均较正常成人组明显降低，其中淋巴细胞转化率的降低尤为显著。提示正常老年人不但淋巴细胞的增殖反应能力下降，而且其功能（抑制功能）也明显下降。在给 14 例正常老年人服用"补肾益寿片"2 个月后，结果 Con A 和 PHA 淋巴细胞转化率升高极显著，并已接近于正常人水平，7 例 Ts 功能低下者用药后也有明显提高。提示补肾中药可能是维持老年人正常 T 细胞功能的一项有效措施。

另外一个试验是观察补肾与健脾对内分泌免疫功能的作用：选择符合正常老年人条件者 90 例，随机分为三组进行双盲实验观察。补肾组 30 例，服用温阳片；健脾组 30 例，服用上海人参蜂王浆；对照组 30 例，服用安慰剂。均连续服药 2 个月。于服药前后分别作虚证症状统计及各项检查。三组在治疗前虚证症状出现频率之间并无差异，依次为肾气虚 > 脾气虚 > 肺气虚 > 心气虚，治疗后可见补肾的温阳片对改善肾虚证有显著效果；而具有健脾作用的人参蜂王浆对改善脾、心、肺气虚症状均有显著效果。

上述延缓衰老的研究都表明，老年人的衰老或生理性肾虚，可用温补肾阳药"补肾益寿片"等方药调节神经内分泌及免疫系统，从而起到延缓衰老的作用。

三、概念的临床意义

生理性肾虚这一概念，在老年病的防治中有着重要作用。这一新概念的提出，是沈氏等对中医关于肾虚与衰老传统理论的新贡献，深化了"肾虚"的本质认识，为抗衰老从肾论治提供了理论依据，具有临床实际意义。

第四节　菌毒并治

一、概念的来源及其定义

菌毒并治的概念是王今达等首先提出的，是一个中西医结合治则学的新概念。

王氏等早在 1975 年对革兰阴性菌导致的严重感染或败血症提出了"菌毒并治"的治疗新理论，指出：对上述疾病的治疗，既"选用针对性的抗生素杀菌抑菌，同时应用抗毒解毒中药，从而达到提高疗效，降低病死率的目的。"因此，菌毒并治是指在治疗革兰阴性菌感染性多系统脏器衰竭（septic multiple system organ failure，MSOF）时，既选用针对性的

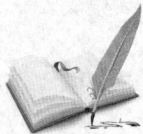

西药抗生素等以杀菌抑菌，又同时应用清热解毒中药以抗毒解毒的中西医结合疗法，从而达到提高疗效、降低病死率的目的。

二、概念的依据

感染性多系统脏器衰竭（Septic Multiple System Organ Failure，以下简称感染性 MSOF）是一种严重的疾病过程，绝大多数病因是革兰阴性菌感染。多种急性危重病如严重创伤、大手术后、病理产科、大面积烧伤等，在并发严重细菌感染的情况下均可导致 MSOF。治疗感染性 MSOF 的临床疗效很不满意，四个以上脏器衰竭者的病死率可高达 100%。

面对如此危急，预后不佳的疾病，王氏等积极开展中西医结合研究。在总结了其多年来中西医结合的抢救经验，并认识到西医用抗生素的病原疗法的不足（除多黏菌素 B 以外均无拮抗内毒素作用），难以解决其内毒素中毒性损害问题之后，在中西医结合思想指导下，提出了以具有清热解毒作用的中药以抗毒解毒的理论和方法，并取得了显著的临床疗效，从而形成了中西医结合"菌毒并治"的新理论和新治法。

为了以"菌毒并治"治疗 MSOF，王氏等研制了具有显著抗毒解毒疗效的神农 33 号中药静脉注射用针剂及口服浸膏剂，以之作为"菌毒并治"中的抗毒解毒药。

王氏等对"神农 33 号方"进行实验研究，证明该方药具有较强拮抗内毒素作用，其抗毒能力与生理盐水对照组比高 4 倍（$P < 0.01$），并表明该方药有稳定线粒体呼吸酶，及抑制许多内源性血管活性介质如血栓素（TXA_2）等释放作用，以及保护脏器细胞免受内毒素毒害等作用。王氏等还据其研究进一步提出"内毒素性多系统脏器衰竭（MSOF）发病机制的新概念——它是由于机体细胞及亚细胞器水平发生了中毒性损害的结果"。

在对 MSOF 的临床研究中，对于 1986 年 1 月至 1988 年 4 月入治的 100 例病人，随机分为非菌毒并治组（即现代综合疗法治疗组）及菌毒并治治疗组（即在现代综合疗法的基础上加用神农 33 号），每组各 50 例而进行了临床治疗研究。通过治疗后的统计显示，"菌毒并治组"组在治愈率及病死率方面的疗效明显优于非菌毒并治组。

而从脏器衰竭数目与病死率的关系看，"菌毒并治组"组疗效明显优于非菌毒并治组等。

经过实验及临床研究表明，清热解毒中药"神农 33 号方"对 MSOF 具有确切疗效。至此，王氏等完成了"菌毒并治"这一新概念的提出及实证工作，使之具备了坚实的科学基础。

三、概念的临床意义

菌毒并治这一新理论和新治法，是治疗革兰阴性菌感染性多系统脏器衰竭（MSOF）时，具有确切疗效的中西医结合方法。

"菌毒并治"新理论概念的产生，是随着现代医学相关认识的不断取得新认识，以及中西医结合对中医"清热解毒"治则及其方药研究不断取得新进展、新认识的基础上而形成的，这一新理论概念富有中西医结合特征，是一种中西医结合研究产生新理论新概念的类型，更是一种典范。

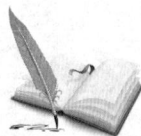

第五节　高原瘀血证

一、概念的来源及其定义

高原瘀血证的概念是张瑞祥等首先提出的，是一个中西医结合诊断学的新概念。

张氏等在文中对此概念作了界定："我们观察到高原居民中有相当一部分人表现目赤、颧紫、口唇发绀、舌质青紫、甲床紫暗、指甲沟纹、甚至反甲、皮肤干燥、粗糙脱屑等，这些表现属于中医典型的瘀血征象。我们对此类病人均采集其病史、高原移居史、进行体格检查及心电图、X线检查等，以除外非高原引起的器质性呼吸及心血管系统疾病，这种瘀血病人到平原居住一段时间以后，诸瘀血表现均可消失。我们将这种瘀血症命名为'高原瘀血症'，并将这种面容命名为'高原瘀血面容'。"（此处之后将"高原瘀血症"改为"高原瘀血证"。）

在此，将其整理为：高原瘀血证是指高原居民无器质性呼吸及心血管系统疾病，而有目赤颧紫、口唇发绀、甲床紫暗甚至反甲、皮肤干燥或粗糙脱屑、舌质青紫，多伴有头痛头昏、失眠健忘、气短乏力、动则气喘等临床表现的一种证候。

二、概念的依据

张氏等于1981年7~9月到达高原某地（海拔3968~4000 m）后，观察到高原居民中有相当一部分人表现目赤、颧紫、口唇发绀、舌质青紫、甲床紫暗、指甲沟纹、甚至反甲、皮肤干燥、粗糙脱屑等属于中医典型的瘀血征象，为明确其病因病机并做出治疗，即提出此概念。

张氏等观察到的"高原瘀血证"（为慢性高原缺氧症）的临床表现有目赤、颧紫、口唇发绀、舌质青紫、甲床紫暗、指甲沟纹、甚至反甲、皮肤干燥、粗糙脱屑等；多伴有头疼、昏蒙不清、失眠、记忆力减退、全身疲乏无力、短气不足以息、动辄气喘嘘嘘，或胸闷憋气、时有心悸、纳谷不甘、食后腹胀，或频转矢气、耳鸣、鼻翅、口唇干裂，多数血压偏低，其脉重按无力。另据高原瘀血证的血液流变学研究，发现高原瘀血证病人血液浓稠性及黏滞性明显高于平原人，男性还高于当地居民。其在当地的发病率较高，在351例调查中，除非高原引起的心肺疾病后为315例，发现高原瘀血证病人103例，男性检出率为36%，女性检出率为29%，移居者检出率为36%，世居者检出率为18.8%，说明男性发病多于女性，移居多于世居。

张氏等据现代研究认为"高原瘀血证"当由高原环境引起的，如气压低、紫外线强、电离辐射高、寒冷和风速大，以及湿度低等。

而从中医学来看，其发病机制首先与"宗气不足"有关，因人在高原，大气稀薄，则宗气不足，故气虚则不助肺而行呼吸，亦不贯心脉以行营而引起血脉凝滞的病变。其次是高原寒冷，易感受寒邪，寒主凝滞，可致血脉运行不畅。再就是风速大，气候干燥，容易耗伤津液，也可致血行不畅。据此可知，短气不足以息、动辄气喘嘘嘘、全身疲乏无力、其脉重按无力，都是气虚之证；口唇干燥、饮水自救、皮肤脱屑都是阴液不足之象；而头昏头痛、失眠、记忆力减退、纳差腹胀等也随着海拔高宗气不足而加重，或随劳累过度而

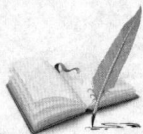

加重，故亦属气虚所致。因而，"气阴两虚，瘀血内阻"是高原瘀血证的中医临床特点。

据此认识，张氏等采用复方人参高原片（按人参须 3 g、麦冬 6 g、五味子 5 g、丹参 9 g、川芎 5 g、甘草 2 g 的成分和比例配制而成），益气养阴生津，活血化瘀治疗，收到良好效果。研究表明，该方能改善临床症状，也能明显改善高原缺氧病人的血液流变学指标，使红细胞电泳时间明显缩短，血球压积、全血比黏度、血浆比黏度及纤维蛋白原均明显下降。因此，据"以方测证，以证测方"的原则而认为，高原瘀血证的基本病机是"气阴两虚，瘀血内阻"，而益气养阴生津，活血化瘀的复方人参高原片，也是防治"高原血瘀证"的有效方剂。

三、概念的临床意义

高原瘀血证的这一新概念的提出，具有较高的理论和临床意义。从临床学上讲，"高原血瘀证"是很多高原病普遍存在的共同见证，反映出高原病人由特殊的高原缺氧环境引起"血瘀"的共性特点，揭示了很多高原病所共有的病理生理本质。这些研究表明"高原血瘀证"在病因病机上有其特殊性，可从一般血瘀证中分化出来而进一步研究。这一新概念的提出，不仅发展了中医学关于"血瘀论"的理论和实践，也丰富了"高原医学"的理论内容。

第六节　急性虚证

一、概念的来源及其定义

王今达等首先提出，是一个中西医结合急诊医学的新概念。

王氏等在观察、研究临床危重病人及急性衰竭病人的过程中，发现急性营养衰竭和急性免疫功能低下等病人具有急骤出现面色白、神疲懒言、胃纳极差、舌淡脉细等临床表现特点，因与中医传统理论"久病多虚"的虚证不同，故将其概括称为"急性虚证"。随着认识的不断深入，他们在 2007 年第 48 卷第 2 期《中医杂志》上，发表的《多脏器功能障碍综合征中急性虚证的表现及治疗对策》中，将急性虚证定义为："是各种原因导致的阴阳、气血、脏腑功能迅速虚衰的证候，表现为'邪实未去，正气已虚'，具有发病急、病情重、存活率低等特点。"

在此，将其整理为：急性虚证是指由各种原因导致的阴阳、气血、脏腑功能迅速虚衰的证候，具有"邪实未去，正气已虚"的临床表现以及发病急、病情重、存活率低等特点。此概念与病程缓慢、症状较轻的"虚证"相对。

二、概念的依据

中医在长期的临床实践中，对各种急性危重病的诊治已有一定认识和有效治疗经验。如《伤寒论》创立的六经辨证论治纲领，有效地指导了高热、便秘、暴泄、亡阴、气脱等急性危重病的治疗；温病学派中对高热、惊厥、谵语、神昏、斑疹、阴脱、阳脱、气脱等危重证候，采用解表、清气、透营、凉血、解毒化斑、通络、熄风、开窍、救脱等一系列应急的有效治法，至今仍为中医治疗急性危重病的常用治法。当然，传统中医对各种危急

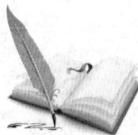

重症病人出现虚证的认识及治疗措施仍不够全面和深入。对此，王氏等在长期的抢救危重病人及急性衰竭病人的临床实践过程中，通过观察和研究，将此类病人出现的"虚证"，概括为"急性虚证"，并采用中西医结合的治疗措施而取得了较好的疗效。

王氏通过 300 多例临床病例的观察分析，进一步提出"急性虚证"又分为"急性气虚""急性血虚""急性阴虚""急性阳虚"四大类证。据有关报导，急性虚证又可分为急性气虚证、急性血虚证、急性阳虚证、急性阴虚证、急性阴阳两虚证、急性气阴两虚证六大证型。不同的疾病会有不尽相同的分型及治疗。

例如，在《多脏器功能障碍综合征中急性虚证的表现及治疗对策》研究中，其目的是探讨多脏器功能障碍综合征（MODS）早期发病的免疫功能状态与急性虚证之间的关系、及中西医结合治疗对 MODS 免疫功能的调节作用；其方法是通过检测 62 例 MODS 急性虚证病人外周血中 $CD4^+$ 辅助性 T 细胞亚群 1/2（Th1/Th2）变化，及单核细胞人类白细胞分化抗原 DR（HLA－DR）表达的情况，并比较单纯西医治疗与中西医结合治疗对促炎－抗炎平衡的影响以得出结论。

该研究将中西医结合治疗组病人分为急性阴虚证、急性阳虚证、急性阴阳两虚证（此型中包括急性阴、阳证候兼有者或辨证不分明者），其治疗组除西医治疗方案外，加用中药静脉制剂。急性阴虚证治疗用生脉注射液（组成：人参、麦冬、五味子），急性阳虚证治疗用参附注射液（组成：红参、附子），急性阴阳两虚证治疗用参附合生脉注射液；其中，邪实以败血阻滞为主者加用"神农 33 号"注射液（组成：赤芍、丹参、桃仁、当归、红花、川芎等），以邪毒炽盛为主者加用血必净注射液。结果显示，MODS 急性虚证病人外周血的 Th1/Th2 比值、单核细胞表面 HLA－DR 含量低于正常人（$P < 0.01$）；中西医结合治疗组两指标高于西医常规治疗组（$P < 0.05$），且 28 天存活率较西医常规治疗组高（$P < 0.05$），最终死亡率两组差异无显著性意义（$P > 0.05$）。由此可得出结论：MODS 发病早期的免疫抑制与急性虚证具相关性，中西医结合治疗能够改善急性虚证病人免疫抑制状态。

三、概念的临床意义

"急性虚证"的及时纠正，是危重病人急救成败的重要环节。虽然在上述的研究中，死亡率两组差异无显著性意义，但王氏等的其他相关研究，如《从"菌毒并治"到"四证四法"——关于中西医结合治疗多器官功能障碍综合征辨证思路的深入与完善》表明，综合运用针对 MODS 的中西医结合"四证四法"辨证治疗原则，即血瘀证用活血化瘀法、毒热证用清热解毒法、急性虚证用扶正固本法、腑气不通证用通里攻下法，可使感染性 MODS 病人的病死率显著降低，并使平均脏衰数为 3.5 个的多病因 MODS 病人病死率降低至 41.86%，此结果已达国际先进水平。由此可见，这一新概念的提出，对临床理论与实践均有重要意义。

第七节　急瘀证

一、概念的来源及其定义

急瘀证的概念是由张绍英首先提出的，是一个中西医结合诊断学的新概念。

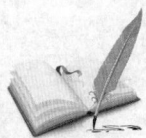

张氏在文中认为，依据所见潜水病（减压病之一种）的临床表现，如突发头面部发紫如茄、黝黑肿胀、口唇青紫、昏迷、舌紫暗有瘀点、苔暗浊、脉细涩等，符合中医血瘀证表现，又属症急病重的急性气结血瘀，可称之为"急瘀证"。

在此，将其整理为：急瘀证是指由某种特殊原因（如潜水失误等）而引起血瘀气结，临床表现为突发头面颈部发紫如茄、黝黑肿胀、口唇青紫、意识模糊、舌紫暗有瘀点、苔暗浊、脉细涩等的危急证候。此概念与一般慢性的"血瘀证"相对。

二、概念的依据

张氏在文中列举了两例潜水病病例。其病例一：病人在潜水工作中突感憋气，上浮后救治失误，导致病人昏迷不知，颈部及全头面部发紫如茄，面色黝黑，肿胀如猪头，舌暗紫有瘀点，苔暗浊，脉沉细涩。此时所见既符合中医瘀症，又是急剧发作。后经西医给氧、强心、脱水、利尿、抗感染及气管切开等处理，苏醒后再予中药黄芪、党参、川芎、桃仁、红花、赤芍、丹参等活血化瘀药物治疗，经治30余天后，水肿消退，面色由暗紫渐变为正常，转危为安。本例经专家会诊，诊为"潜水病—挤压伤"。

其病例二：病人在数十米深水下作业，因经验不足，回升水面过于急快，被救出时已见烦躁不安，失语，呼吸深浅不一，口唇手指青紫，舌暗紫，脉沉细涩。经多方抢救无效而亡。

张氏认为上述两例在中医学中应列为"急瘀证"范围。从病例可知，"急瘀"是一种气血在短时间内突然瘀积的急重症，往往危及生命。这种"急瘀"是由于血液（或）和其经（脉）路（径）改变而产生瘀聚所致，机制与中医一般的"瘀血证"大体一致。但因中医无"急瘀"之称，故认为这种突然发作，且症急病重的气结血瘀，可名为"急瘀证"。如此则区别于一般的瘀血证，有利于医者急其所急，采取更强有力的治疗措施。

急瘀证的病因多为外界有害的理化因素如突然过剧过强所致如潜水病、化学气体急性中毒、急性农药中毒、触电、溺水等，其病因病机为外界因素暴袭，气血横逆搏结，以致血液骤然凝积，不能濡养五脏六腑及充肤泽身等而发病，这与"久病入络""久病多瘀"的一般血瘀证不同。治疗上，急瘀证当以西医的急救措施为主，再予丹参、川芎、黄芪、人参、枳实及红花等益气活血的方药而获良效。

三、概念的临床意义

"急瘀证"新概念的提出，具有非常重要的临床意义。不但弥补了中医对现代"潜水病"的认识，还对其他急危重病如急性弥漫性血管内凝血、急性心性充血性心力衰竭、哮喘病人急性发作、中毒性肺炎等出现的"血瘀证"，具有积极的指导意义。这些急危重病的"血瘀证"具有明显的特殊性，也属于"急瘀证"的范畴。因此，张氏提出的"急瘀证"新概念，可以高度概括出急危重病出现"血瘀"病理变化的"症急病重"特点，有力地指导了中西医结合临床的抢救工作，并为进一步研究一般血瘀证和"急瘀证"的异同提供了新课题。同时，这一新概念的提出，也是对中医"血瘀论"理论和实践的发展，应当引起中西医结合临床与基础理论研究的高度重视。

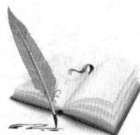

第八节　小儿感染后脾虚综合征

一、概念的来源及其定义

小儿感染后脾虚综合征的概念，是孟仲法首先提出的，是一个中西医结合的儿科病名新概念。

孟氏在文中对此作了定义："'小儿感染后脾虚综合征'是指小儿在一次或多次急性感染以后不久，产生一组与'脾虚'相似的综合征，持续时间较长，可自数月至数年之久。"

之后，孟氏在 2000 年又重新对其作了定义，小儿感染后脾虚综合征"是指小儿在一次或多次急性或亚急性感染后不久产生一组与'脾虚证'相似，或以'脾虚证'表现为主的综合征，且按健脾和理脾为主的治疗方法治疗可获得良好的疗效。本综合征持续时间较长，可达数月至数年之久，对小儿的健康影响很大，发病率不低，其原发感染以呼吸道感染最为多见。"

二、概念的依据

孟氏在 10 多年的中西医结合儿科临床工作中，发现某些患儿有一次或多次的急性或亚急性感染或伴有发热病史者，在急性感染症状消失或基本消失后仍存在本综合征常见的症状和体征，并且其发病率不低，根据其所在医院儿科门诊的不完全统计，约占门诊来诊患儿中的 5%～10%；1983 年曾对杨浦区部分小学和幼儿园的 1354 例儿童调查的结果，按诊断标准符合小儿感染后脾虚综合征标准者达 188 例，占全部受检儿童的 13.88%。由于本征病程较长，一般在 3 个月以上，最长的可达 6 年以上，对小儿健康有明显影响和危害。

本病的常见症状中，厌食达 100%，乏力为 80.70%，多汗为 98.70%，口渴为 80.00%；大便失常以大便干硬为多见，个别患儿便次增多，大便软烂或稀溏，发生率为 73.30%；发热及鼻塞咳嗽，发生率为 42.60%。常见体征为：消瘦、身高体重落后于年龄，面色呈苍白、萎黄、少华、有花斑，咽部充血，扁桃体肿大，颈部淋巴结肿大，肺有病理性呼吸音，心脏有收缩期杂音，舌质淡，舌苔花剥、光红、白腻或黄腻。实验室检查可见：轻度贫血，白细胞轻度增加和中性粒细胞百分率增加；尿中淀粉酶含量偏低；细胞免疫功能偏低；血中免疫球蛋白如 IgG 及 IgA 偏低，免疫复合物增高；头发微量元素测定中有锌、铁、铜、钴、镍、钙的偏低和铅的偏高。孟氏将 3798 例分为以下证型：①外邪未清，脾弱气虚型（1 型）：证见感染外邪后，纳食不佳，体弱乏力，汗多气短，面黄少华，脉弱而数，舌淡苔白或胖而润；②脾肺不足，痰浊留恋型（2 型）：证见咳痰缠绵，时重时轻，痰声漉漉，咳频气粗，偶尔或喘促，纳食欠佳，便干硬或稀溏，或有发热，舌苔淡白或白腻，脉细数；③脾虚肾亏、气阴不足型（3 型）：证见外感时邪不清，久则面色失华，形体消瘦，纳食少进，乏力多汗，精神萎顿，发育落后。颧红口渴，便干尿赤或夜尿，脉弱而数，舌红苔黄；④湿邪蕴结、纳化失司型（4 型）：证见消化系统或泌尿系统感染后，便溏腹胀，胸闷纳呆，恶心或呕吐，可有身重浮肿，低热尿频，舌红或苔腻，脉濡或数。

在治疗上，以清热理脾，扶正祛邪为总则，按基本方加减分型施治，同时配合食疗，其基本方及应用如下。①健脾方：党参 15 g、黄芪 15 g、茯苓 9 g、陈皮 4.5 g、白扁豆

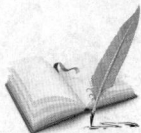

15 g、炙鸡内金 4.5 g、甘草 4.5 g、大枣 6 枚。②抗感方：地锦草 15 g、水仙草 15 g、蒲公英 15 g、黄芩 6 g、白术 9 g、黄芪 12 g、赤芍 6 g、甘草 6 g。③益肺方：北沙参 9 g、紫苑 9 g、白前 6 g、水仙草 10 g、杏仁 6 g、半夏 6 g、当归 6 g、蒸百部 9 g、生黄芪 9 g、五味子 6 g、陈皮 4.5 g、甘草 4.5 g。④增免方：太子参 15 g、炙黄芪 15 g、淫羊藿 6 g、黄精 6 g、五味子 6 g、白扁豆 10 g、麦冬 6 g、白术 9 g、甘草 9 g。

针对上述证型的治疗：1 型用方①或方②；2 型用方③或方④；3 型用方④或方①；4 型用方②或方①。每日 1 剂，煎服，连服 4 周以上观察疗效。在上述基本方为主的基础上可按症状酌情加减。治疗结果显示，显效 1292 例，占 34.02%；有效 2209 例，占 58.16%；无效 297 例，占 7.82%。

依据上述研究结果，孟氏提出了此新概念并认为本综合征由"感染"和"脾虚"两个概念组成。而根据现有的资料来看，存在感染是可信的，如临床上感染症状和体征的出现，尤以呼吸系统更为突出；实验室数据中如白细胞的增加、中性粒细胞百分率的增高，血中免疫复合物的形成和增高都足为佐证。患儿的临床表现也符合中医脾虚证的表现，其细胞免疫功能的降低及尿中淀粉酶含量的偏低，都支持脾虚证的存在。

三、概念的临床意义

孟氏提出本综合征的名称是孟氏受 1944 年 Powers 所提出的"链球菌感染后状态"（Post Strptococcus Infertious Stutes）一名的启发而提出来的。链球菌感染后状态是指链球菌感染后较长期反复存在的某些临床症状，而又不够风湿热病的诊断标准者。小儿感染后脾虚综合征有感染，但非特异性限于某些感染，临床上也有较长的类似脾虚证的表现，且仅以抗生素等治疗效果不理想，在停用抗生素改以健脾为主的辨证施治和食治后常能获得良效，提示这是在感染的基础上继发的脾虚证。经过多年来对此类病例应用健脾扶正清热祛邪的治疗法，取得比仅用抗生素治疗为佳的效果。

小儿感染后脾虚综合征的概念中，"感染"是现代医学的概念，"脾虚"是中医学概念，反映了两种医学在实践中的自然结合。同时，此概念的提出，不但发现并有效治疗了儿科临床中存在的新问题，也充分体现了中医药的特点和优势。

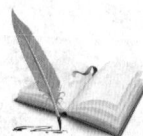

参考文献

[1] 蔡景峰. 中国医学通史·现代篇 [M]. 北京：人民卫生出版社，2000.

[2] 陈可冀. 结合医学现状与发展趋势 [M]. 北京：中国协和医科大学出版社，2006.

[3] 陈士奎. 发展中的中西医结合医学 [M]. 山东：山东科学技术出版社，2001.

[4] 张子理，刘延祯. 中西医结合导论 [M]. 兰州：甘肃科学技术出版社，2005.

[5] 陈士奎. 中西医结合医学导论 [M]. 北京：中国中医药出版社，2005.

[6] 罗再琼. 中西医结合导论 [M]. 成都：四川科学技术出版社，2004.

[7] 孔德娟，安胜军，杨学辉，等. 李恩学术论文选：论中西医结合思路与方法 [M]. 北京：中国医药科技出版社，1999.

[8] 何裕民. 差异·困惑与选择 [M]. 辽宁：沈阳出版社，1990.

[9] 赵春妮，吕志平. 中西医结合导论 [M]. 北京：人民卫生出版社，2010.

[10] 何裕民. 中医学导论 [M]. 北京：中国协和医科大学出版社，2004.

[11] 彭付芝. 中国传统文化概论 [M]. 北京：北京航空航天大学出版社，2007.

[12] 何清湖. 中西医结合思路与方法 [M]. 北京：中国中医药出版社，2008.

[13] 邢玉瑞. 《黄帝内经》理论与方法论 [M]. 西安：陕西科学技术出版社，2004.

[14] 郭夏珍. 中医基础理论专论 [M]. 北京：人民卫生出版社，2009.

[15] 李其忠. 中医基础理论研究 [M]. 上海：上海中医药大学出版社，2002.

[16] 方肇勤. 实验中医学 [M]. 上海：上海科学技术出版社，2000.

[17] 广州中医药大学. 中医基础理论体系现代研究 [M]. 广州：广东科技出版社，2002.

[18] 季钟朴. 现代中医生理学基础 [M]. 北京：学苑出版社，1991.

[19] 周瀚光. 传统思想与科学技术 [M]. 上海：学林出版社，1989.

[20] 倪兆慧. 肾脏疾病诊治策略 [M]. 上海：上海科学技术出版社，2008.

[21] 曹雪涛. 医学免疫学 [M]. 第七版. 北京：人民卫生出版社，2018.

[22] 中国科协学会学术部. 网络药理学：中医药现代化的新思路与新方法 [M]. 北京：中国科学技术出版社，2014.

[23] 曾克武. 中药复杂体系现代化研究方略与思考 [M]. 北京：科学出版社，2016.

[24] 付伟，叶德泳. 计算辅助药物设计导论 [M]. 北京：化学工业出版社，2017.

[25] 叶德泳. 药物设计学 [M]. 北京：高等教育出版社，2015.

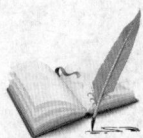